针灸经典医籍必读丛书

经络汇编

明·翟良 撰

贾红玲 张永臣 张学成 校注

中国健康传媒集团·北京

中国医药科技出版社

内容提要

  《经络汇编》为针灸学著作，初刊于 1628 年。1657 年被汇刻在《翟氏医书五种汇刻》丛书中，名为《经络汇编释义》。本书对脏腑的属性、功能特点及十四经脉的循行、属络关系、经穴部位、主病等加以阐述，图文并茂，易于理解和诵读，为经络学的普及读本。

图书在版编目（CIP）数据

  经络汇编 / （明）翟良撰；贾红玲，张永臣，张学成校注 . -- 北京：中国医药科技出版社，2025.9.
（针灸经典医籍必读丛书）. -- ISBN 978 - 7 - 5214 - 5355 - 3

  Ⅰ. R224.1

  中国国家版本馆 CIP 数据核字第 2025LA9991 号

  美术编辑　陈君杞
  版式设计　南博文化

出版　**中国健康传媒集团**｜中国医药科技出版社
地址　北京市海淀区文慧园北路甲 22 号
邮编　100082
电话　发行：010 - 62227427　邮购：010 - 62236938
网址　www. cmstp. com
规格　880 × 1230mm $^1/_{32}$
印张　3 $^1/_2$
字数　63 千字
版次　2025 年 9 月第 1 版
印次　2025 年 9 月第 1 次印刷
印刷　北京侨友印刷有限公司
经销　全国各地新华书店
书号　ISBN 978 - 7 - 5214 - 5355 - 3
定价　**25. 00 元**

获取新书信息、投稿、为图书纠错，请扫码联系我们。

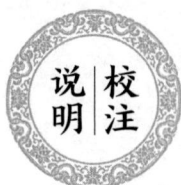

翟良（1587～1671年），字玉华，明代益都县（今山东省青州市）人，著名医家和医学启蒙家。少年曾随父宦游武昌，时患重疾，延名医治数月方愈。从此刻意医学，潜心研究，名声日彰。翟氏著述颇多，有《脉诀汇编》《经络汇编》《药性对答》《脉诀汇编说统》《治症提纲》《本草古方讲意》《痘科类编释意》《医学启蒙》和《痘疹全书》。

《经络汇编》为针灸学著作，初刊于1628年。1657年被汇刻在《翟氏医书五种汇刻》丛书中，名为《经络汇编释义》。本书对脏腑的属性、功能特点及十四经脉的循行、属络关系、经穴部位、主病等加以阐述，图文并茂，易于理解和诵读，为经络学的普及读本。现存主要版本是明万历抄本、清康熙刻本和《翟氏医书五种汇刻》本，本次校注以山东中医药大学图书馆所藏善本《翟氏医书五种汇刻》（清顺治十四年丁酉1657年刻本）中的《经络汇编释义》为底本，以《灵枢》《素问》《奇经八脉考》等为他校本。

具体校注原则如下。

1. 采用简体横排，底本中俗写字、古今字、通假字和异体字，均径改不出注。

2. 底本有误、脱、衍、倒者，则据校本或前后文体例、文义改之、补之、删之，出注说明。

3. 原书无目录，今根据文中内容补充目录。如"手太阴肺经""手阳明大肠经""足阳明胃经""足太阴脾经""手少阴心经""手太阳小肠""经足太阳膀胱经""足少阴肾经""手厥阴心包经""手少阳三焦经""足少阳胆经""足厥阴肝经""督脉""任脉""手足经起止"和"经络问答"等。参照文中内容，将"奇经八脉总论"移于"冲脉论"之前。

4. 书中图片依据原书插图重新绘制，由刘锐绘制，李柏修改，张永臣校对。图中附文，录入文字，作为图注；图依据原书顺序插入文中，图题放于图的下方；手厥阴心包络、手少阳三焦两图实为文字，均将图径改为文字。图中穴名错误者则直接改正，如"足阳明胃经经穴图"中的"大乙"改为"太乙"，"手太阳小肠经经穴图"中的"少海"改为"小海"，"足太阳膀胱经经穴图"中的"络郄"改为"络却"，"督脉经穴图"中的

"筋束"改为"筋缩";穴名不完整者则直接补全,如"足阳明胃经经穴图"中的"滑肉门","手少阳三焦经经穴图"中的"外关"。图中穴位定位明显错误者,予以修正。

校注者
2025 年 6 月

目录

经络统序

　　经络者，人之元气，伏于气血之中，周身流行，昼夜无间，所谓脉也。其脉之直行大隧者为经，其脉之分派交经者为络，其脉络之支别者，如树之有枝，又以其自直行之脉络而旁行之者也。人肖天地以有生，其经络亦肖天地之时运以流行，如每日寅时肺脏生，卯时流入大肠经，辰胃巳脾午心火，未时又到小肠经，申属膀胱酉属肾，戊①居包络亥三焦，子胆丑肝又属肺，十二经脉任流行。十二经之脉，一有壅滞则病，太过、不及则病，外邪入经络亦病。有始在一经，久而传变，为症多端，其症各有经络。如一头疼也，而有左右之分，前后不同；一眼病也，而有大眦、小眦、黑珠、白珠、上下胞之异。当分经络而治，经络不分，倘病在肺经也而用心经药，则肺病不除，徒损其心；病在血分也而用气药，则气受其伤，而血病益甚。至外邪入经络，而为传变之症，尤不可不分经络。东垣曰：伤寒邪在太阳经，

---

① 戊：原为"戌"，据文义改。

误用葛根汤，则引邪入阳明，是葛根乃阳明经药，非太阳经药也。由此推之，患病之夭于药者，不知其几许人矣。

方书云："不明十二经络，开口动手便错"，诚确论也。世之庸医，辄曰吾大方脉也，非针灸科，何必识穴。曾不思先知经络，后能定穴，穴可不识，经络亦可不知乎？此其所以为庸也。今所汇之书，经络最晰，穴不混淆，使学人因穴以寻络，因络以寻经，经络了然，直寻病源，庶用药无惑。仁人君子有实心济世者，当注意于此矣。

释义

曰经、曰络，又曰支别者，是由本经而别走邻经也。如两人走路，至分路之处，相别而各行之也。误用葛根汤，葛根汤有二方：一太阳，一阳明，其方名虽同，而药味不一。所谓误用葛根汤，乃阳明经之葛根汤也。

原　始

　　万物生于造化之中，必赖元气积累，渐次而成形。儿在母腹之中，亦赖气血滋长，渐次而成体。人物之生，皆有所本云，何也？太极乃一气耳，太极生两仪，两仪生四象，四象生五行，五行备而万物生矣。当两仪未判之先，总一太极也。太极如卵然，内则阴阳混沌也，至开辟而分天地，轻清为天，重浊为地。天垂象而有日月星辰，地奠形而有山川土石，此两仪生四象也。四象具而五行彰，一生水，水全清，未有渣滓；二生火，火则熏灼溷浊而将凝也；三生木，木则半刚半柔，而体质成矣；四生金，金至刚而体质坚矣；五生土，土则重大，质厚而成形，是五行备矣。五行既备，则阴阳交合，而化生万物也。人得天地之正气而生，既有阴阳，即分男女，故禀乾道之粹者为男，禀坤道之粹者为女，乃钟五行之秀，得气化之全者也。故头圆象天，足方象地，两目以象日月，四肢以象四时，五脏以象五行，六腑以象六气，呼吸以象气机，寤寐以象昼夜，血脉以象江河，毛发以象草木，骨节以象周天之度。一身之中，无不肖乎天地，天地间最灵于物者也。上以治历明时，下以分州画野，中以立纲陈纪。辅相天地之不及，裁成天地之太过，所以参天地而为三才也。其物之动而为兽者，禀阴阳之偏，头体横，四肢皆足而走。其物之动而为禽者，禀阴阳之盛，头向上，而有翼能飞。其物之动而为水族者，禀阴阳之至，无翼足而沉水。植物本乎地，故根入于地，枝叶向乎天，此皆造化自然之妙也。今以人之形化言之。

《易》曰：男女媾精，万物化生。方书云："经水断后一二日血海始净，精胜①其血，感者成男，四五日后，血脉已旺，精不胜血，感者成女，此论精血盛衰并候时日之语也。又曰，阴血先至，阳精后动则血开裹精而成男，阴包阳也。若阳精先至，阴血后动则精开裹血而成女，阳包阴也。若阴阳均至，混杂不纯成非男非女之身，名曰二仪子。"盖精血会聚，胎孕乃成。其胎一月如珠露，二月如桃花，三月男女分，四月形象具，五月筋骨成，六月毛发生，七月游其魂而能动左手，八月游其魄而能动右手，九月三转身，十月满足而生也。又曰：一月为胞，精血凝也。二月为胎，形兆胚也。三月阳神为三魂，动生灵也（三魂，一曰爽灵，二曰胎胱，三曰幽精）。四月阴灵为七魄，静镇形也（七魄，一名尸狗，二名伏

---

① 胜：原为"盛"，据后文"精不胜血"改。

矢，三名雀阴，四名吞贼，五名非毒，六名除秽，七名臭肺）。五月五行分脏，以安神也。六月六律定腑，用滋灵也。七月七精开窍，通光明也。八月八景神具，降真灵也。九月宫室罗布，以定精也。十月气足，万象成也。又有云：其脏腑生成之次第，若阴包阳者为男，先生左肾；阳包阴者为女，先生右肾。其次肾生脾，脾生肝，肝生肺，肺生心，以生其胜己者。肾属水，故五脏由是为阴。其次心生小肠，小肠生大肠，大肠生胆，胆生胃，胃生膀胱，膀胱生三焦，以生其己胜者。小肠属火，故六腑由是为阳。其次三焦生八脉，八脉生十二经，十二经生十五络，十五络生一百八十系络，系络生一百八十缠络，缠络生三万四千孙络，孙络生三百二十五骨节，骨节生三百二十五大穴，大穴生八万四千毛窍①，则耳、目、口、鼻、四肢、百骸之身，皆备矣。且妇人怀孕，其各经逐月滋养胎元②，皆有次第。一月足厥阴肝脉养，二月足少阳胆脉养，三月手厥阴心包络脉养，四月手少阳三焦脉养，五月足太阴脾脉养，六月足阳明胃脉养，七月手太阴肺脉养，八月手阳明大肠脉养，九月足少阴肾脉养，十月足太阳膀胱脉养，诸阴阳各养儿三十日，唯手太阳小肠，与手少阴心脉，二脉不养者。以其下主

---

① 毛窍：三焦、八脉、经脉、络脉、系络、缠络、孙络、骨节、大穴层层分化，最后到达毛窍。

② 各经逐月滋养胎元：南北朝的徐之才即较系统地提出分经养胎法。

月水，上为乳汁故也。若孕妇病而胎不安，就于所养月分，详其气血多寡，察其有余不足而调之。

释义

肝藏魂，肺藏魄，心藏神，脾藏意与智，肾藏精与志，肝藏魂而居左，所以七月游其魂而左手动也。肺藏魄而居右，所以八月游其魄而动右手也。

脏腑联络分合详说

人生而百骸俱备，九窍（耳目口鼻阳七窍，前后阴二窍）皆灵，唯口之一窍，乃饮食之所从入，气息呼吸之道路，门户之首称也。如口之上下曰唇，名为飞门，言其动运开张，如物之飞摇也。上下牙齿，名为户门，言其能司出入，如户之启闭也。虽属足阳明经，其本又从肾生，肾主骨，故曰牙齿者骨之余。牙齿以内，则舌居焉。舌乃心之苗，其本又兼脾肾二经，舌下隐窍曰廉泉，舌动而津液涌出，穴在结喉下。又有云：舌根下近牙处一小穴，名玉池穴，下通肾经，舌动而清水出，即肾水上潮，仙家谓之赤龙搅海。上颚之后，如小舌而下垂者，曰悬雍，乃发声之机也。悬雍之下，舌之后，有咽、喉二窍，同出一脘，异图施化，二道并行，各不相犯。喉在前，主出纳，名吸门；其管坚空，其硬若骨，连接肺本，为气息之路，呼吸出入，下通心肺之窍，以激诸脉之行，此气管也。咽在后，主吞咽，名咽门；其管柔空，其软若皮，下接胃本，为饮食之路，水食同下，并归胃中，此食管也。吸门、咽门之间，又有会厌，其形非肉非骨，又似肉似骨，如钱之大，覆于吸门之上，为声音之关，薄则易于启发，音出快而利便；厚则启发迟，音出慢而声重。吸门气出，则会厌开张，若饮食自口入咽，必由吸门而过，会厌即垂，紧①盖吸门，饮食由会厌之上而入咽门，毫不犯喉，言语呼吸，则会厌开张。若当食之时，偶有言语，会厌因之而开张，覆盖不严，则饮食乘气逆入喉门而呛矣。

气管九节，重十二两，长一尺二寸，广二寸，内有十二小孔，孔不外透，乃气息之路，谓之十二重楼，仙家谓之十二等级。下联肺本，本肺乃相傅之官，又为华盖，居诸脏之上，以覆盖诸脏，统一身之气，六叶两耳，中有二十四空，虚如蜂窠，下无透窍，故吸之则满，呼之则虚，一呼一吸，消息自然，无有穷也。主藏魄，重三斤三两，附着于脊之第三椎。

肺之下而心系焉。心乃君主之官，形如未放莲花，中有七孔三毛。又有云：其象尖长扁圆，其色黑赤黄，其中窍数，多寡各异，迥不相同，上通于舌，下无透窍，统一身之血。主藏神，重十二两，藏精汁三合，附着于脊之第五椎。外有脂膜包裹，赤黄色为心包络，在心下横膜之上，竖膜之下，与横膜相连，共成一片，周回斜着于脊胁，俗名谓之罗膈。遮隔肠胃浊气，使不得上熏心肺。所谓膻中也，膻在两乳之间，为气之海，清

---

① 紧：原为"谨"，据文义改。

气所居之地，主呼吸而条贯百脉者。包络罗膈，与诸脏腑所联之脂膜，俱系于脊之上下。而包络罗膈，则系于脊之第七节，诸脏系皆于此而通于心，而心亦于是而通诸脏。《素问·刺禁论》云：七节之旁，中有小心（旁，非旁侧之旁，脊有左右两旁，而小心居于其前），乃神灵之官也，禁不可刺。心有四系：一系上通于肺，肺受清气，下乃灌注，以朝百脉。一系循脊，从左透膈而通于肝。

肝乃将军之官，如木甲折之象，左三叶，右四叶，凡七叶，亦有系上络心肺，为血之海，上通于目，下亦无透窍。主藏魂，重四斤四两，附着于脊之第九椎。胆即系于肝之短叶。胆者中正之官，决断出焉，重三两三铢，藏汁三合，一名谓之青肠。一系循脊，近右透膈而通于脾。

脾在肝下，乃仓廪之官，与胃同膜而附其上。其色如鸟肝赤紫，其形如刀镰，闻声则动，动则磨胃，食乃消化。主藏意与智，重三斤三两，长五寸，广三寸，有散膏半斤，主裹血而藏荣，附着于脊之第十椎。一系入肺两大叶间，由肺叶而下，曲折后向，并连脊膂细络，贯脊髓，透膈而通于肾。

肾在脾下，肾乃作强之官，形如豇豆，色紫黑，有二枚相并，而附着于脊之十四椎，两旁各一寸五分，右为阳水，左为阴水，相对有横管一条相通，中间有一穴，是命门，乃相火也。经云：两个一般无两样，中间一点是真明，正此之谓也。主藏精与志，外有黄脂包裹，内裹淡白，各有带二条，上条系于心，下条过屏翳穴后，趋脊骨下，有大骨在脊之端，如半手许，中有两窍，是肾经带脉过处，上行夹脊，至脑中，是谓髓海。五脏之真，唯肾为根，上下有窍，谷味之液，化为气血，气血壮盛，化生精脉，精脉满足，人乃久生，盖五脏皆有精，而肾乃其聚处，所以谓肾乃精之舍。若肾精绝，则五脏之气血无余，岂能久生乎？所以人当调和饮食，以养后天之气血；保摄精脉，以养先天之元气。此喉之一窍，脏相联络者如此。

食管自咽门至胃，长一尺六寸，透膈而通于胃。胃之上口，即食管下口，名为贲门，言其如物之奔而不返也。胃乃仓廪之官，水谷之海，号曰太仓，又谓之黄肠。重三斤十二两，纡曲屈伸；长二尺六寸，广一尺五寸，径五寸；容谷二斗，水一斗五升，为受纳之府，腐化水谷。胃之下口，即小肠上口，名为幽门，言其幽暗隐秘之处，水谷由此而入小肠。

小肠乃受承之官，化物出焉。重二斤十四两，长三丈二尺，广二寸半，径八分分之少半，左回叠积，盘十六曲，容谷二斗四升，水六升三合之大半，又谓之赤肠。小肠下口，即大肠上口，名为阑门，言其阑约水谷，从此泌别清浊。其清之如水者，渗入膀胱而为溺。

膀胱与小肠以脂膜相连，有下口，无上口，承受阑门之清而为溺者，亦藉此脂膜以相通也。为其内空，善受湿气，湿气入始，化而为溺，为州都之官，津液藏焉，气化则能出矣。重九两二铢，纵广九寸，盛溺九升三合。又谓之黑肠，其浊之滓秽者，传入大肠。

大肠乃传导之官，变化出焉，重二斤十二两，长二丈一尺，广四寸，径一寸、寸之少半，右回叠积，盘十六曲，盛谷一斗，水七升半，又名回肠。大肠下口，即直肠上口，名为魄门。直肠下口，名为肛门，滓秽之物，从此出焉。此咽之一窍，腑相联络者如此（胆在肝中，无窍通腑；三焦无形，借形为形，所以不曾续于腑之联络中。详说在各脏腑图论内）。

脏腑有相合者、有不相合者，有大相悬绝者。脏与脏相合者，心肺也；脏与脏相悬绝者，肺肾也；脏与腑相合者，肝胆也、脾胃也。腑与腑相合者，胃与小肠，小肠与大肠也。膀胱虽附于小肠，非有孔道贯通者，是脂膜与小肠相连而淡渗耳。项中有二窍，前则喉，后则咽；玉茎亦有二窍，上则溺管，下则精管。妇人牝漏之内，亦有二窍，其溺孔在上，小便从此而出，或病淋浊，亦从此出；其行经施精，或崩漏遗泄，皆从下管而出。妇人下管，又名庭孔、血室、子宫。知此，则知淋浊、遗泄、崩带，不一源矣。五脏六腑，俱相联络，而著于脊，又不可不知。

耳者肾之窍，眼者肝之窍，口者脾之窍，舌者心之窍，鼻者肺之窍。肾主骨，牙者骨之余。肝主筋，指甲筋之余。脾主肌肉，凡肉之尽处皆属脾（如上下眼皮、上下唇皮、耳垂，并周围之边，指甲周围之边之类也）。心主血，发者血之余。肺主皮毛，遍身毛孔皆其余。

以上言脏腑联络贯串之形、以下言脏腑气血流行之脉，详说见各脏腑图论中。

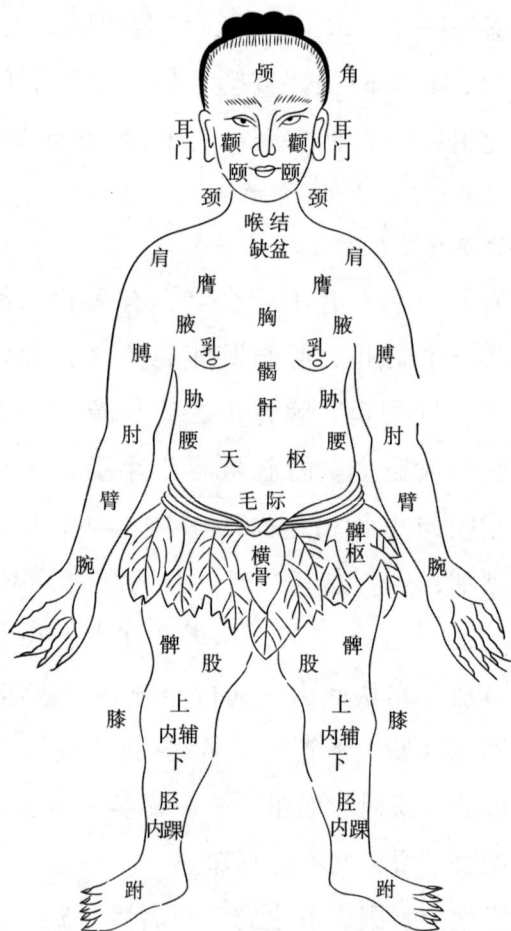

图1 仰人骨度部位图

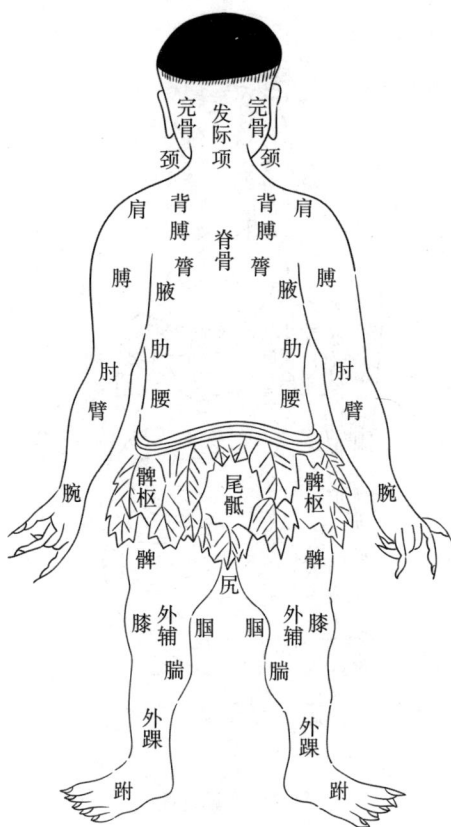

图2　伏人骨度部位图

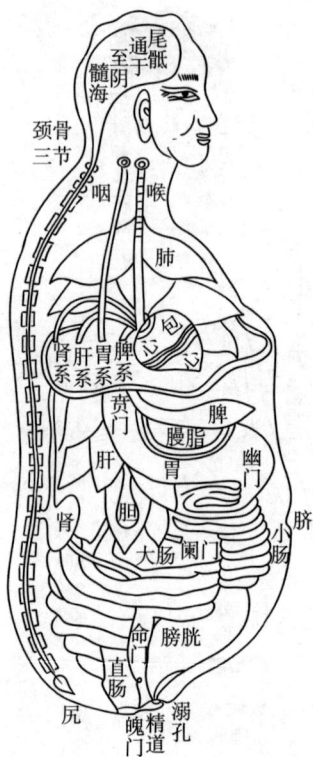

图3 内景之图

旧图有精道，循脊背，过肛门，无子宫、命门之象，今改正之。

心系七节，七节之旁。中有小心，以肾系十四椎下，由下而上则七节矣。

手太阴肺经①

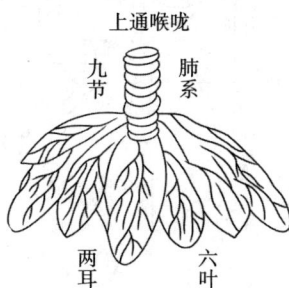

图4　肺脏之图

肺重三斤三两，六叶两耳，凡八叶，附脊第三椎。

---

① 手太阴肺经：原无标题，今补加，下同。

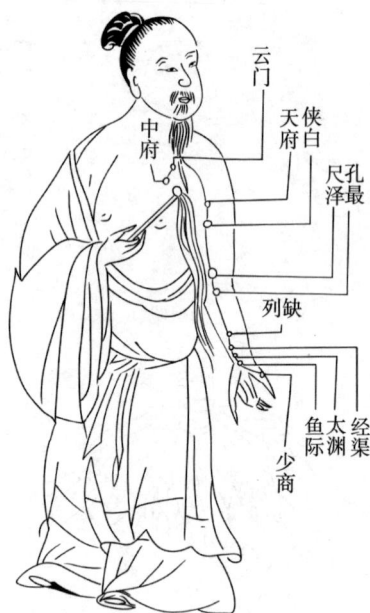

图5　手太阴肺经经穴图

手太阴肺经左右共二十二穴。

手太阴经肺

《素问·灵兰秘典论》①云："肺者，相傅之官，治节出焉"，统一身之气，主藏魄，与大肠为表里。其母脾土，其子肾水。其克肝木，其贼心火。其华在毛，其充在皮。其位西，其时秋，其色白，其脉涩而短，其音商，其数九，其臭腥，其恶寒，其液涕，其声哭，其味

---

① 《素问·灵兰秘典论》：原无，为便于阅读和理解，据《素问》补，余同。

辛。在五行属金，其外候窍通于鼻。其形四垂如盖，六叶两耳，凡八叶，附着于脊之第三椎，中有二十四空，虚如蜂窠，下无透窍，故吸之则满，呼之则虚，行列以分布诸脏腑清浊之气而为之华。盖其经多气而少血，寅时注此。

其经之脉，起于中焦，受足厥阴之交①，下络大肠，复行本经之外，还②循胃口，迤逦上膈，而会属于肺脏。从肺系出而横行胸部四行之中府、云门，以出腋下；下循臑内，历天府、侠白，行少阴心经、手厥阴心主包络两经之前，下入肘中，抵尺泽；循臂内上骨之下廉③，历孔最、列缺穴，入寸口之经渠、太渊，以上循鱼际，出大指之端少商穴。

而络脉之支行者，从腕后列缺穴，达次指内廉，出其端，而交于手阳明经，由合骨二间、三间以至于商阳穴，又自商阳而上行也。

其为病也：肺胀膨膨然，喘咳，缺盆中痛，咳嗽上气，喘渴，烦心，胸满，臑臂内前廉痛，掌中及皮毛热。

---

① 其经之脉，起于中焦，受足厥阴之交：此处瞿良言之甚好，指出了肺经之气接肝经之气而来，现经络书籍多未能阐述。

② 迁：去而复回。

③ 廉：原作"臁"，据《灵枢·经脉》改，下同。

释义

    此言肺经脉气之行，乃十二经第一经之经脉也。起，发也。中焦，中脘也，在脐上四寸。肺脉起于中焦者，中焦与胃相并，言由谷气入胃，其精微之气，起于中焦，上注于肺脉也。络犹兜也，如人横线为络，以兜物也。下络大肠者，以肺与大肠为表里。循，巡也。胃口，胃之上脘，在脐上五寸。还循胃口者，言转巡胃，出上口，又属之于膈上之肺也。膈，隔也，凡人心下有隔膜，周围著脊，所以遮隔浊气，不使上熏心肺也。肺系者，喉咙也。喉以候气，下接于肺。肩下胁上际曰腋。膞下对腋处为臑，肩肘之间也。臑尽处为肘，肘以下为臂。廉，隅也。手掌后高骨之下脉动处为关，关前脉动处为寸口，曰鱼。鱼际者，谓掌后高骨之前，大指本节之后，其肥肉隆起处统谓之于鱼。鱼际则其间之穴名也。端①，秒②也。合谷、二间、三间、商阳③，又手阳明大肠之穴名也。

---

① 端：本段指出了腋、臑、肘、臂、关、寸口、鱼际的具体位置，解释了廉、端的含义。

② 秒：疑为"杪"，树梢，意为四肢末端。

③ 阳：原为"阴"，据穴名改。

肺脏诸穴歌

手太阴十一穴，中府云门天府列，侠白下尺泽，孔最见列缺，经渠太渊下鱼际，抵指少商如韭叶。

又分寸歌

太阴肺兮出中府，云门之下一寸许，云门璇玑旁六寸，巨骨之下二骨数，天府腋下三寸求，侠白肘上五寸主，尺泽肘中约文论，孔最腕下七寸取，列缺腕上一寸半，经渠寸口陷中是，太渊掌后横纹头，鱼际节后散脉举，少商大指端内侧，鼻衄刺之立见止（璇玑，任脉穴名。巨骨，手阳明大肠经穴名）。

手阳明大肠经

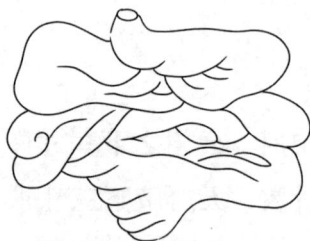

图6　大肠腑之图

　　大肠重二斤十二两，长两丈一尺，广四寸，径一寸，当脐右回叠十六曲，盛谷一斗，水七升半。大肠上口小肠下口，大肠下接直肠，直肠下为肛门谷道。

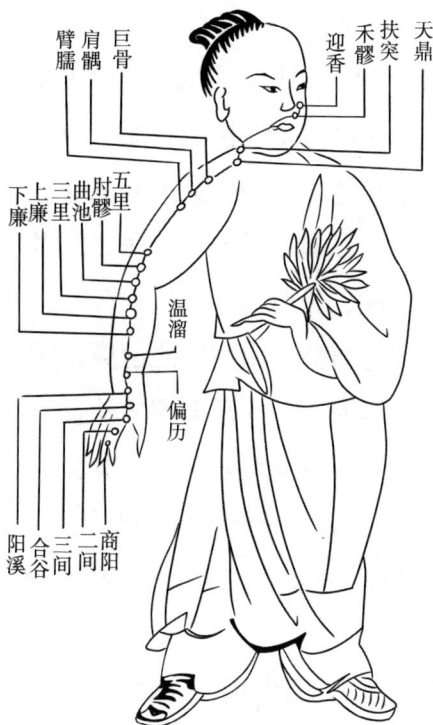

图7 手阳明大肠经经穴图

手阳明大肠经左右共四十穴。

手阳明经大肠

《素问·灵兰秘典论》云："大肠者，传导之官，变化出焉。"其体长二丈一尺，广四寸，径一寸，当脐①右回十六曲，其上口接小肠之下口。在干为庚，在支司酉，在五行属金，在八卦为兑，与太阴肺为表里。其经

---

① 脐，根据部位推断，当为"脐"。

气血俱多，卯时气血注此。

其经之脉，起于大指次指之端商阳穴，受手太阴之交，行阳之分。由是循次指之上廉①，历二间、三间以出合谷两骨之间，复上入阳溪两筋之中；自阳溪而上，循臂上廉之偏历、温溜、下廉、上廉、三里，入肘外廉之曲池，循臑外前廉，历肘髎、五里、臂臑，络手少阳之臑会，上肩至本经之肩髃；出肩髃之前廉，循巨骨上行，会督之大椎，由大椎而下，入足阳明之缺盆，循足阳明之外络，绕肺脏，复下膈，当胃经天枢之分会属于大肠。

其支者，自缺盆上行于颈，循天鼎、扶突上贯于颊，入下齿缝中；由齿缝复出夹口两吻，相交于人中之内，左脉之右，右脉之左，上夹鼻孔，循禾髎、迎香，以交于足之阳明经，而由承泣、四白、巨髎、地仓至头维，又自头维而下行也。

其为病，齿痛，颐肿，目黄②，口干，鼻衄，喉痹，肩前、臑痛，大指次指痛不为用。气盛则脉太过而热肿，虚则脉不给而寒栗。

释义

此言大肠经脉气之行，乃第二经也。大指次指者，

---

① 廉：原为"臁"，据《灵枢·经脉》改，下同。
② 目黄：目睛黄染。目，原为"日"，据《灵枢·经脉》改。

手大指之次指，即第二指，名食指是也。肺经本出于大指，而大肠经则出于次指，兹言大指次指者，乃大指之次指，非言既出于大指而又出于次指也。合谷者，本经穴也（俗名虎口），肩端两骨间为髃骨。臑会，手少阳三焦穴名。大柱[1]，督脉穴名。缺盆、天枢，胃经穴名；承泣、四白、巨髎、地仓、头维，足阳明经之穴名也。

大肠经诸穴歌

手阳明，廿穴名，循商阳二间三间而行，历合谷阳溪之腧，过偏历温溜之滨，下廉上廉三里而近，曲池肘髎五里之程，臂臑肩髃上于巨骨，天鼎纤乎扶突，禾髎唇连，迎香鼻迫。

又分寸歌

商阳盐指内侧边，二间来寻本节前，三间节后陷中取，合谷虎口歧骨间；阳溪上侧腕中是，偏历腕后三寸安，温溜腕后去五寸，池前五寸下廉[2]看；池前三寸上廉中，池前二寸三里逢，曲池曲骨纹头尽，肘髎大骨外

---

① 大柱：即大椎穴。
② 池前五寸下廉：今之定位为"在前臂背面桡侧，阳溪与曲池连线上，肘横纹下4寸"。

廉近；大筋中央寻五里，肘上三寸行向里，臂臑①肘上七寸量，肩髃肩端举臂取；巨骨肩尖端上行，天鼎喉旁四寸真，扶突②天突旁三寸，禾髎水沟旁五分，迎香禾髎上一寸，大肠经穴自分明。

---

① 臂臑：今之定位为"在臂外侧，三角肌下缘止点处"。
② 扶突：今之定位为"在颈外侧部，结喉旁，胸锁乳突肌的前、后缘之间"。

足阳明胃经

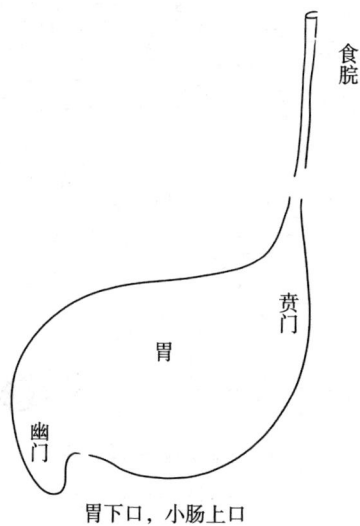

食脘

贲门

胃

幽门

胃下口，小肠上口

图8　胃腑之图

胃重二斤十四两，纡曲屈伸，长二尺六寸，
大一尺五寸，径五寸，容谷二斗，水一斗五升。

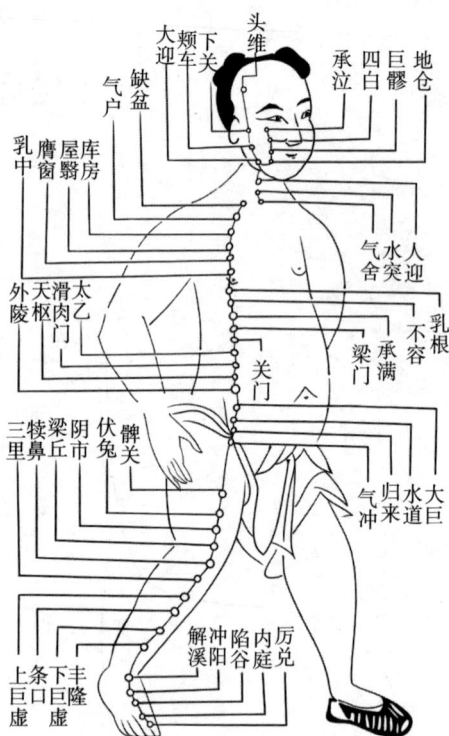

图9　足阳明胃经经穴图

足阳明胃经左右共九十穴。

足阳明经胃

　　《素问·五脏别论》云："胃者，水谷之海，六腑之大源也。"其体大一尺五寸，纡曲屈伸，长二尺六寸，位居中焦。在五行属土，与足太阴为表里。其经气血俱多，官与脾同，辰时气血注此。

　　其经之脉，受手阳明之交，起于鼻两旁手阳明之迎香穴。由是而上，左右交于额中，过足太阳睛明之分，下循鼻外，历本经承泣、四白、巨髎，入上齿缝中，复出循地仓，夹两口吻，环绕唇下，左右相交于承浆之分；由承浆循颐后之下廉，出大迎，循颊车，上耳前，过胆之客主人[①]，循发际，会足少阳之悬厘、颔厌之分；循下关、头维，会于胆之悬颅，督之神庭。

分支络，从大迎前，下人迎，循喉咙，历水突、气舍，入缺盆，行足少阴俞府之外，下膈当上脘、中脘之分，属胃络脾。

于此分支，从缺盆下乳内廉，循气户、库房、屋翳、膺窗、乳中、乳根、不容、承满、梁门、关门、太乙、滑肉[②]，下夹脐，历过天枢、外陵、大巨、水道、归来诸穴，入气冲中（即气冲）。

其支行者，自属胃处，起于胃之下口，循腹里，过足少阴肓俞之外，本经之里，下至气冲，与前直行入气冲者相合。自此而行髀关，抵伏兔、历阴市、梁丘，下入膝膑中；于此又分正支，经犊鼻，下循胻外之三里、上巨虚、条口、下巨虚、丰隆、解溪，下足跗之冲阳、陷谷，入中趾外间之内庭，至历兑而终。

其抽支，自膝下三寸，循三里穴之外，别行而下入

---

① 客主人：即上关穴。
② 滑肉：滑肉门。

中趾外间，与前入内庭、历兑正支合。

又一小支，自跗上冲阳穴，别行入大趾间，斜出足厥阴行间穴之外，循大趾下，出其端，以交于足之太阴经，由隐白、大都、太白、公孙、商丘而上行也。

其为病也：洒然振寒，善呻数欠，颜黑，病至则恶人与火，闻木音则惕然而惊，心欲动，独闭户塞牖而处，甚则欲上高而歌，弃衣而走，贲响腹胀，是为骭厥。

是主血所生病者，狂疟，温①淫汗出，鼽衄，口歪，唇胗，头肿喉痹，大腹水肿，膝膑肿痛，循膺乳、气冲、股、伏兔、骭外廉、足跗上皆痛，中趾不用。气盛则身前热，其有余于胃则消谷善饥，溺色②黄；气不足则色皆寒栗，胃中寒③则胀满。

释义

此言胃经脉气之行，乃第三经也。额，鼻茎也。山根为頞，腮下为颔，颔中为颐，腮前为发际，发际为额颅，股内为髀，髀前膝上起肉处为伏兔，后为髀关，夹膝筋中为膑，胫骨为骭，足面为跗。睛明，足太阳穴名。迎香，大肠穴名。客主人、悬厘、颔厌、悬颅，足

---

① 温：原为“湿”，据《灵枢·经脉》改。
② 溺色：即尿色。
③ 寒：原为“塞”，据《灵枢·经脉》改。

少阳穴名。俞府、肓俞，足少阴穴名。承浆、上脘、中脘，任脉穴名。行间，足厥阴穴名。神庭，督脉穴名。隐白、大都、太白、公孙、商丘，足太阴穴名（顑音卢，髀音比，膑音宾，跗音抚，骭音骱）。

胃经诸穴歌

足阳明，四十五，自承泣四白而数，巨髎有地仓之积，大迎来颊车之伙；下关头维以人迎，水突气舍与缺盆，气户兮库房屋翳，膺窗兮乳中乳根；不容承满，梁门关门，太乙滑肉，天枢外陵；大巨从水道归来，气冲入髀[1]关之境，伏兔至阴市梁丘，犊鼻自三里而行；上巨虚兮（即上廉）条口，下巨虚兮（即下廉）丰隆，解溪冲阳入陷谷，下内庭厉兑而终。

又分寸歌

胃之经兮足阳明，承泣目下七分寻，四白目下方一寸，巨髎鼻孔旁八分，地仓夹吻[2]四分近。大迎颔下寸三中，颊车耳下八分穴，下关耳前动脉行，头维神庭旁四五（神庭，督脉穴，在中行发际上五分，头维去神庭四寸五

---

① 髀：原为"脾"，据穴名改。
② 吻：原为"物"，据地仓在口角旁改。

分）。人迎喉旁寸五真，水突筋前迎下在，气舍突下穴相乘（气舍，在水突下），缺盆舍下横骨内，各去中行寸半明。气户璇玑旁四寸，至乳六寸又四分，库房屋翳膺窗近，乳中正在乳头心。次有乳根出乳下，各一寸六不相侵（自气户至乳根六穴，上下相去各一寸六分，去中行任脉各四寸），却去中行须四寸，以前穴道与君陈。不容巨阙旁三寸（巨阙，任脉穴，脐上六寸五分），却行幽门寸五新（幽门，肾经穴，巨阙旁一寸五分，在胃经、任脉二脉之中），其下承满与梁门，关门太乙滑肉门，上下一寸无多少，共去中行三寸中。天枢脐旁二寸间，枢下一寸外陵安，枢下二寸大巨穴，枢下四寸水道全，枢下六寸归来好，共去中行二寸边。气冲鼠鼷上一寸（鼠鼷，横骨尽处），又去中行四寸专，髀关膝上有尺二，伏兔膝上六寸是，阴市膝上方三寸，梁丘膝上二寸记。膝膑陷中犊鼻存，膝下三寸三里至，膝下六寸上廉穴，膝下七寸条口①味②，膝下八寸下廉③看。膝下九寸丰隆④系，却是踝上八寸量。比那下廉外边缀，解溪去庭六寸半（庭，内庭也），冲阳庭后五寸换，陷骨庭后二寸间，内庭次趾外间现（足大指次指外间陷中），历兑大趾次趾端，去爪如韭胃井判（璇玑，任脉穴名）。

---

① 膝下七寸条口：今之定位为"小腿前外侧，犊鼻下8寸，距胫骨前缘1寸"。
② 味：据腧穴定位疑为"位"。
③ 膝下八寸下廉：今之定位为"小腿前外侧，犊鼻下9寸，距胫骨前缘1寸"。
④ 膝下九寸丰隆：今之定位为"小腿前外侧，外踝尖上8寸，条口外，距胫骨前缘2寸"。

足太阴脾经

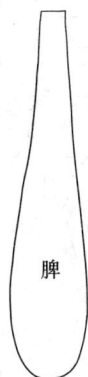

图 10　脾脏之图

脾重二斤二两，扁广三寸，长五寸，有散膏半斤。

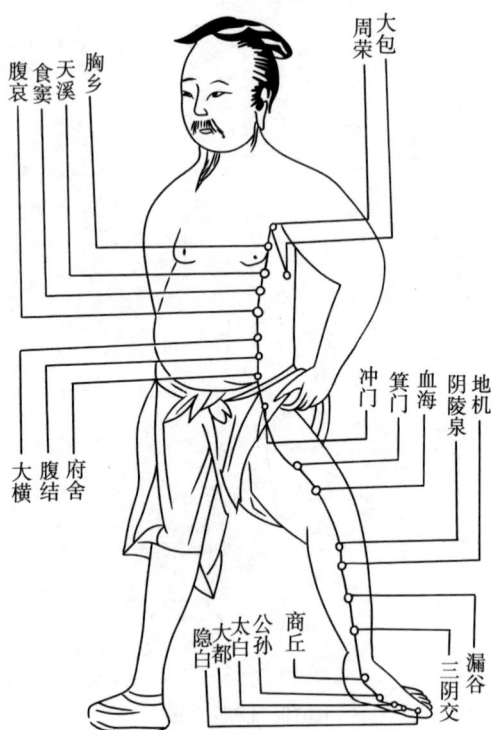

图 11　足太阴脾经经穴图

足太阴脾经左右共四十二穴。

足太阴经脾

《素问·灵兰秘典论》云："脾胃①者，仓廪之官，五味出焉"，乃荣之居也。主藏意与智，主一身之肌肉，

---

① 胃：原无，据《素问·灵兰秘典论》补。

为五脏之本。其母心火，其子肺金。其克肾水，其贼肝木。其华在唇四白，其充在肉。其位中央，其时长夏，其脉缓，其色黄，其音宫，其数五，其臭香，其声歌，其味甘，其恶湿，其液涎。在五行属土。其外窍通于口，其形广三寸，长五寸，掩于太仓，附着于脊之第十一椎，与胃为表里。其经多气而少血，已时气血注此。

其经之脉，起于足大趾之端隐白穴，受足阳明之交。由是循大趾内侧白肉际大都穴，过核骨后，历太白、公孙、商丘，上内踝前廉之三阴交，上腨内，循骭骨后之漏谷，上行二寸，交出足厥阴中都穴之前，至地机、阴陵泉；自阴陵泉上循膝骨内之前廉，血海、箕门迤逦入腹，经冲门、府舍，会任脉之中极、关元，复循腹结、大横，会任脉之下脘；历腹哀，过足少阳之日月，足厥阴之期门，复循本经腹哀之里，下至任之中脘、下脘之际，属脾而络于胃。再由腹哀上膈，循食窦、天溪、胸乡、周荣，由周荣外，曲折向下至大包，由大包外曲折向上，会于肺之中府，上行交胃经人迎穴之里，夹咽连舌，散舌本而终。

其支者，循腹哀行至胃部，会任脉之中脘外，上膈，注于任之膻中之里，而交于手少阴心经，又自极泉而下行也。

其为病也：舌本强，食则呕，胃脘痛，腹胀善噫，后出余气则快，身体四肢倦，食不下，烦心，心下急痛，寒疟，溏、瘕、泄，水闭，黄疸，不能卧，强立，股膝内肿，足大趾不为用。

释义

此言脾经脉气之行，乃第四经也，核骨，一作覈骨（俗名孤拐）。足跟后两旁起骨为踝骨。腓腹为腨，髀①内为股，脐上为腹。咽以咽物，为胃之系。舌本，舌根也。中都、期门，足厥阴肝经穴名。中极、关元，任脉穴名。日月，足少阳胆经穴名。中府，手太阴肺经穴名。人迎，足阳明胃经穴名。

脾经诸穴歌

足太阴，脾中州，二十一穴隐白②游，赴大都兮穴瞻太白，访公孙兮至商丘，越三阴之交而漏谷地机，可即步阴陵之泉，而血海箕门是求，入冲门兮府舍轩豁，解腹结兮大横优游。腹哀食窦兮，接天溪而同派；胸乡周荣兮，缀大包而如钩。

---

① 髀：原为"脾"，据解剖部位名称改。
② 隐白：原为"太白"，据脾经井穴穴名改。

又分寸歌

大趾端内侧隐白，节后隐中求大都，太白内侧核骨下，节后一寸公孙呼。商丘内踝微前陷，踝上三寸三阴交，踝上六寸漏谷是，漏①上五寸地机朝。膝下内侧阴陵泉，血海膝膑上内廉，箕门穴在鱼腹取，动脉应手越筋间。冲门期下尺五分（期门，肝经穴，巨阙旁四寸五分；巨阙，任脉穴，脐上六寸五分），府舍期下九寸看，腹结期下六寸入，大横期下五寸半。腹哀期下方二寸，期门肝经穴道现，巨阙之旁四寸五，却连脾穴休胡乱。自此以上食窦穴，天溪胸乡周荣贯，相去寸六无多寡，又上六寸中府换，大包腋下有六寸，渊腋腋下三寸半（渊腋，胆经穴，腋下三寸，与脾大包穴相连）。

---

① 漏：原为"踝"，据文义改。

手少阴心经

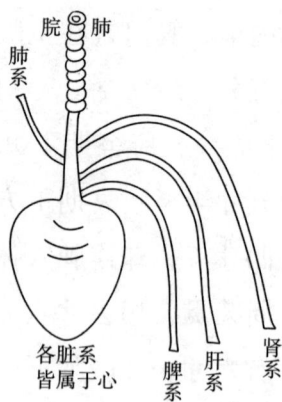

图12　心脏之图

心形如未放莲花，重十二两，中有七孔三毛，盛精汁三合，附脊第五椎。

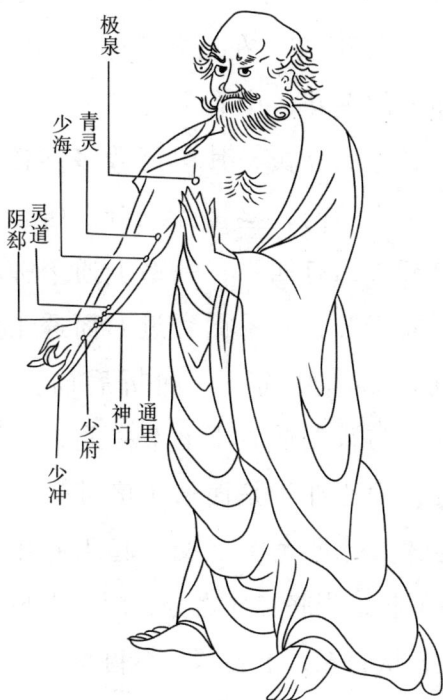

极泉
青灵
少海
灵道
阴郄
少府
神门
通里
少冲

图13　手少阴心经经穴图

手少阴心经左右共十八穴。

手少阴经心

《素问·灵兰秘典论》云："心者，君主之官，神明出焉"，统一身之血，主藏神，以膻中为腑，与小肠为表里。其母肝木，其子脾土。其克肺金，其贼肾水。其时夏，其色赤，其脉洪而钩，其位南，其卦为离，其音徵，其恶热，其数七，其味苦①，其臭焦，其华面，其液汗，其声笑。在五行属火。其经多气而少血，其形如未放莲花，中有七孔三毛。又有云：其象尖长扁圆，其色黑赤黄，其中窍数多寡各异，其外候窍通于舌，重十二两，盛精汁三合，居肺下膈上，附着于脊之第五椎，有四系；一系上通于肺；一系循脊从左透膈而通于肝；一系循脊近右而透于脾；一系入肺两大叶间，由肺叶而下，曲折后向，正连脊膂细络，贯脊髓，与肾相通。于七节之间，而诸脏系皆于此而通于心，而心亦于是而通于诸脏。

其经之脉，受足太阴之交，起于心中，循任脉之外，属心系下膈，当脐二寸之分，而络小肠。

其支者，从心系，上夹咽，系目系②。

其直者，复从心系直上，至肺脏之分，出循腋下，抵极泉；自极泉下循臑内后廉，行手太阴、心主两经之后，历青灵穴，下肘内廉，抵少海，手腕下踝为兑骨。自少海而下，循臂内廉，循历灵道、通里，至掌兑骨之端，循阴郄、神门，入掌内廉至少府，循小指端之少冲穴而终，以交于下太阳经。又由少泽、前谷、后溪而上行也。

---

① 苦：原为"若"，据文义改。
② 系：原无，据《灵枢·经脉》加。

释义

此言心经脉气之行，乃第五经也。少泽、前谷、后溪，手太阳小肠经名。

心经诸穴歌

手少阴，九穴成，极泉青灵少海深，自灵道通里而达，过阴郄神门而迎，抵于少府少冲可寻。

又分寸歌

少阴心起极泉中，腋下筋间脉入胸（臂内腋下筋间，动脉入胸），青灵肘上三分取（伸肘举臂取之），少海肘后端五分（肘内廉节后大骨外，出肘端五分，屈肘向头得之），灵道掌后一寸半，通里腕后一寸同，阴郄腕后方半寸，神门掌后兑骨隆，少府节后劳宫直，小指内侧取少冲。

手太阳小肠经

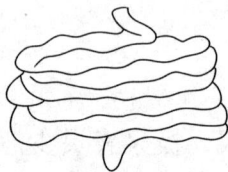

小肠上口，胃下口，
小肠下口，大肠上口

图14　小肠腑之图

小肠重二斤十四两，长三丈二尺，广二寸半，径八分分之少半，
左回叠积十六曲，容谷二斗四升，水六升三合合之大半。

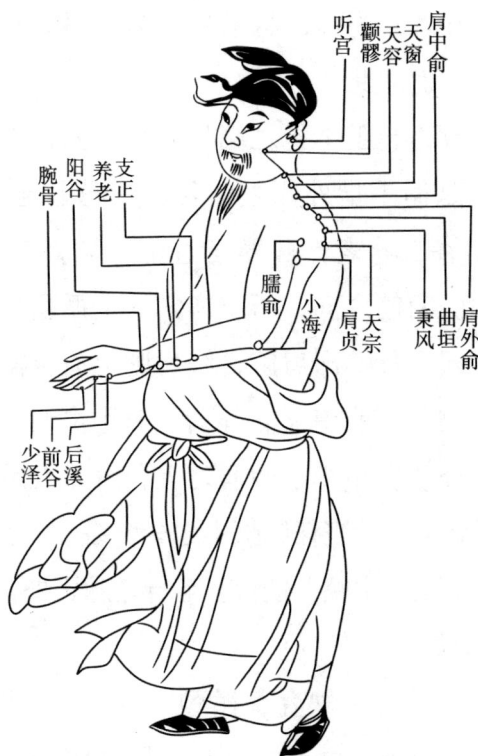

图15 手太阳小肠经经穴图

手太阳小肠经左右共三十八穴。

手太阳经小肠

《素问·灵兰秘典论》云："小肠者，受盛之官，化物出焉。"其体长三丈二尺，左回叠十六曲，其上口接胃之下口，其下口接大肠之上口，在脐上一寸水分，至是泌别清浊；其水液清者入膀胱，渣滓浊者入大肠。在五行属火，在八卦为离，与手少阴为表里。其经多血而少气，未时气血注此。

其经之脉，起于小指之端外侧少泽穴，受手少阴心经之交。由是循手指外侧之前谷、后溪上腕，出踝中，历腕骨、阳谷、养老；自养老直上，循臂骨下廉支正穴，出肘内侧两筋之间，历小海穴，上循臑外后廉，行手阳明、少阳之外，出肩解，绕肩胛上肩，循肩贞、臑俞、天宗、秉风、曲垣、肩外俞、肩中俞诸穴，上会于督之大椎，分左右相交于两肩之上；由此入足阳明之缺盆，循肩向腋下行，当任脉膻中之分，络心；循胃系，下膈，过任之上脘、中脘；抵胃，下行任脉之外，当脐上二寸之分，属小肠。

其支者，从胃之缺盆，循颈之天窗、天容，上颊，抵颧髎，上至目外角之锐，过足少阳之瞳子髎。却入耳中，循听宫而终。

其支者，别循颊上顀，抵鼻，至目内眦睛明穴，以斜络于颧，而交于足之太阳经。足太阳起睛明、通天，自通天斜行，左右相交于巅上之百会，分支而下行也。

其为病也：嗌痛，额、颔肿痛，不可以顾，腰似折，耳聋，目黄[①]，颊肿，颈、颔、肩、臑、肘、臂外后廉痛。

---

① 目黄：目睛黄染。

释义

此言小肠经脉气之行，乃第六经也。臂骨尽处为腕，腕下兑骨为踝，脊两旁为膂，膂上两角为肩解，肩解片骨为肩胛。手阳明大肠、少阳三焦之外，两经脉行隧道之外也。目外角为锐眦，目下为𫐐，目内角为内眦。缺盆，足阳明胃经穴名。膻中、上脘、中脘，俱任脉穴名。大椎，督脉穴名。瞳子髎，足少阳胆经穴名。

小肠经[①]诸穴歌

小肠穴十九，中路从少泽，步前谷后溪之隆，道遵腕骨，观阳谷养老之崇，得支正于小海，逐肩贞以相从。值臑俞[②]兮遇天宗，乘秉风兮曲垣中，肩外俞兮肩中俞，启天窗兮见天容，匪由颧髎，曷造听宫。

又分寸歌

小指端外为少泽，前谷外侧节前觅，节后捏拳取后

---

① 经：原文无，据文义加。
② 俞：原为"逾"，据穴名改。

手太阳小肠经 ❧ 43

溪，腕骨腕前骨陷侧。兑骨下陷阳谷讨，腕上一寸名养老，支正腕后量五寸，小海肘端五分好。肩贞胛下两骨解，臑俞大骨下陷考（大骨下，胛上廉，举肩取之），天宗[①]秉风后骨陷，秉风髎外举有空（天髎外，肩上髃后，举臂有空），曲垣肩中曲胛陷，外俞胛后一寸从（即外肩俞，肩胛上廉，去脊三寸）。肩中二寸大杼旁，天窗[②]扶突后陷详（颈大筋间前，曲颊下扶突后动脉，应手陷中），天容耳下曲颊后，颧髎面颊锐端量（面颊骨下廉，锐骨端陷中），听宫耳端大如菽（耳中珠子，大如赤小豆），此为小肠手太阳。

---

① 天宗：今之定位为"冈下窝中央凹陷处，与第四胸椎相平"。
② 天窗：今之定位为"胸锁乳突肌的后缘，与喉结相平"。

足太阳膀胱经

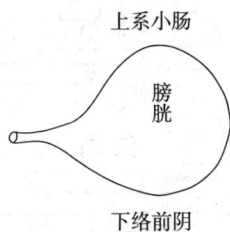

上系小肠

膀
胱

下络前阴

图 16　膀胱腑之图

　　膀胱重九两二铢，纵广九寸，盛尿九升九合，广二寸半。

　　《甲乙经》曰："膀者，横也。胱者，广也。言其体横广而短也。"

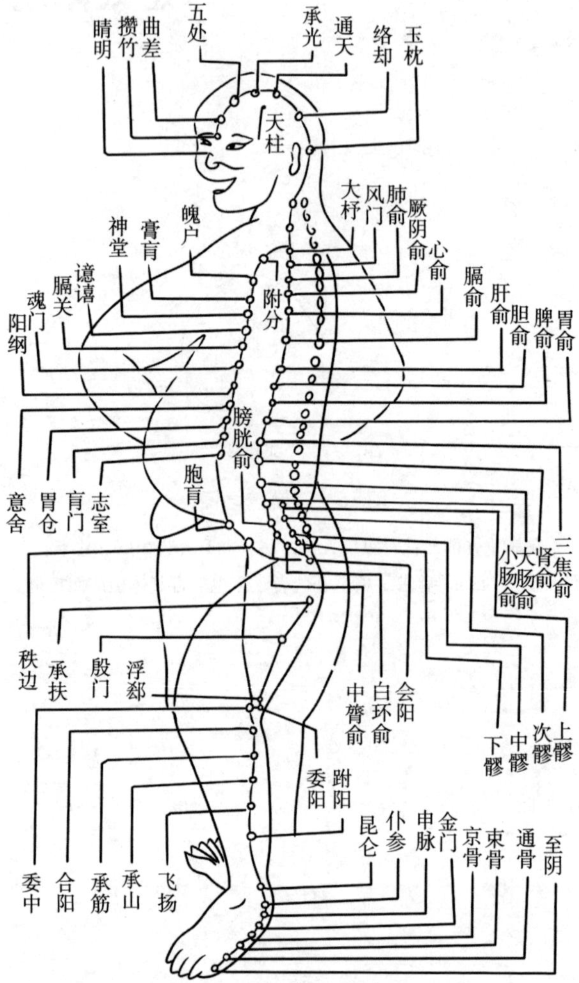

图17 足太阳膀胱经经穴图

足太阳膀胱经左右共一百二十六穴。

足太阳经膀胱

《素问·灵兰秘典论》云："膀胱者，州都之官，津液藏焉，气化则能出矣。"注曰：位当孤腑，故谓都官。居下内空，善受温①气，故藏津液，若得气海之气施化，则溲便注泄；气海之气不及，则隐②闭不通，故曰气化则能出矣。所谓孤腑者，诸腑俱有口，上下相通，唯胆与膀胱、与诸腑无相通之口。胆与肝为表里，胆在肝内，脏腑合一，亦为不孤。膀胱与肾，虽是表里，气血相通，形不合一，独居诸脏腑之下，孤腑之所由称也。膀胱之体，重九两二铢，纵横二寸，居肾下之前，大肠之侧，当脐上一寸水分穴之所。小肠下口，乃膀胱之上际也。膀胱有下口，无上口，实与小肠无口相接，唯有脂膜相连。其脂膜包裹膀胱，如绵球之状，其脂膜与脾之大络，各脏腑之脂膜，俱相联，所以谓脾之湿气，亦能渗入膀胱，而化为溺。但不若脂膜中之络系，上通于小肠之下口、大肠之上口，相交会处而为阑门者，阑约水谷，清浊从此泌别。浊之浊者，传入大肠；浊之清者，由脂膜之络系渗入膀胱。膀胱实无上口，所谓有上

---

① 温：疑为"湿"。
② 隐：疑为"癃"。

口者，非也。方书有云：饮食之味，气入于胃，禀脾之运化，而胥为湿气，若炊甑然。熏蒸布濩，充拓于郛廓之内。其轻清者，上而为荣血，为清气，为津液；其慓悍者，为卫气。浊中浊者，传入小肠、大肠而为屎；浊中清者，渗入膀胱而为溺。未入之先，尚是湿气，既入始化而成溺，一管直达前阴而出矣。又有精管，循腰脊，绕大肠之右，而同出于前阴，但精管在溺管之下，至玉茎龟头，挽归一口。其经多血而少气，申时气血注此。

其经之脉，起于目内眦睛明穴，受手太阳之交也，上额，循攒竹，过督之神庭，历曲差、五处、承光、通天；自通天斜行，左右相交于颠上督脉之百会，由此分一支抵耳上角，过足少阳之率谷、浮白、头窍阴①，散养于诸经。

其直者，由通天穴，循络却、玉枕，入络脑，复出下项抵天柱，自天柱而下，通督之大椎、陶道，却循肩膊内，夹脊两旁，相去各一寸半下行，历大杼、风门、肺俞、厥阴俞、心俞、膈俞、肝俞、胆俞、脾俞、胃俞、三焦俞、肾俞、大肠俞、小肠俞、膀胱俞、中膂俞、白环俞，由是抵腰中，入循膂，络肾属膀胱。

由腰中又分支，循腰髀，下夹脊，历上髎、次髎、

---

① 头窍阴：原为"窍阴"，今据国家经穴定位标准改，下同。

中髎、下髎，出会阳，下贯臀，至承扶、殷门、浮郄、委阳，入腘中之委中穴。

又一正支，自天柱而下，从膊左右别行，下贯胛①膂，历附分、魄户、膏肓、神堂、谚譆②、膈关、魂门、阳纲、意舍、胃仓、肓门、志室、胞肓、秩边，下历尻臀，过足阳明之髀枢，循髀③外后廉，髀骨之里，承扶之外一寸五分之间而下，与前之入腘者相合。正支者下行，循合阳，下贯腨内，历承筋、承山、飞扬、跗阳，出外踝后之昆仑、仆参、申脉、金门，循京骨、束骨、足④通谷，至小趾外侧端之至阴穴，以交于足少阴之经，由涌泉、然谷而上行也。

其为病也：头苦痛，目似脱，头两边痛，泪出，脐反出，下肿，便脓血，肌肉痿，项似拔，小腹胀，按之欲小便不得。

释义

此言足太阳经膀胱气之行，乃第七经也。目大角为内眦，发际前为额，脑上为巅顶也。脑，头髓也，脑后

---

① 胛：原作"脾"，据《灵枢·经脉》改。
② 谚譆：原为"噫嘻"，今据经穴定位国家标准改。
③ 髀：原作"脾"，据《灵枢·经脉》改。
④ 足：原无，今据经穴定位国家标准补。

为项，肩后之下为肩膊，椎骨为脊，尻上横骨为腰，夹脊为膂。臀，尻也。夹腰髋骨两旁为机，机后为臀，腓腹上膝后曲处为腘（即俗云腿腕也），膂内为䐐[1]，即夹脊肉也。股外为髀[2]，楗骨[3]之下为胂挥，腓肠为腨。神庭、百会、大椎、陶道皆督脉穴名。分水，任脉穴名。率谷、浮白、头窍阴，足少阳胆经穴名（膊音博，膂音旅，臀音屯，腘音国，䐐音甲，腨音踹）。

膀胱经诸穴歌

足太阳，六十三[4]，睛明攒竹诣曲差五处之乡，承光通天见络却玉枕之行。天柱高兮大杼抵，风门开兮肺俞当，厥阴心膈之会，肝胆脾胃之藏。三焦肾兮大肠小肠，膀胱俞兮中膂白环，自从大杼至此，去脊中寸半之间。又有上次中下四髎，在腰四空以和调，会阳居尻尾之旁（尻[5]尾，任脉穴名），吾背二行始了。仍上二椎旁附分（二椎下两旁，去脊中三寸），三椎旁魄户膏肓，并四椎而过神堂。讠意讠意兮膈关魂门，阳纲意舍兮胃仓肓门，志室胞肓背以秩边而分。承扶浮郄与委阳，殷门委中而合阳。至承筋与承山，到飞扬与跗阳，会昆仑仆参申脉，

---

① 䐐：原为"髀"，据《灵枢·经脉》改。
② 髀：原为"䐐"，据《灵枢·经脉》改。
③ 楗骨：即股骨，原为"捷骨"，据解剖部位名称改。
④ 六十三：无眉冲、督俞、气海俞和关元俞四穴，今之膀胱经单侧有67个穴位。
⑤ 尻：原为"鸠"，据解剖部位名称改。

探金门京骨之场，由束骨而通谷，抵小趾外至阴之门。

又分寸歌

足太阳兮膀胱经，目内眦角始睛明，眉头陷中攒竹取，曲差发际上五分。五处发上一寸是，承光发上二寸半，通天络却玉枕穴，相去寸五调匀看。玉枕夹脑一寸三，入发二寸腕骨见，天柱项后发际中，大筋外廉陷中献。自此夹脊开寸五，第一大杼二风门，三椎肺俞厥阴四，心俞五椎之下论。膈七肝九十胆俞，十一脾俞十二胃，十三三焦十四肾，大肠十六之下椎，小肠十八膀十九，中膂内俞二十椎，白环二十椎下当（白环俞即腰俞），以上诸穴可排之。更有上次中下髎，一二三四腰空好，会阳阴尾尻骨旁，背部二行诸穴了。又从脊上开三寸，第二椎下为附分，三椎魄户四膏肓，第五椎下神堂尊，第六譩譆膈关七，第九魂门阳纲十，十一意舍之穴存，十二胃仓穴已分，十三肓门端正在，十四志室不须论，十九胞肓廿秩边，背部三行诸穴匀。又从臀下阴攻取，承扶居于陷中主，浮郄①扶下方六分，委阳②扶下寸六数。殷门扶下六寸长，腘中外廉两筋乡，委中膝腘约纹里，此下三寸寻合阳，承筋脚胻上七寸，穴在腨肠之中

---

① 浮郄：今之定位为"腘横纹外侧端，委阳上1寸"。
② 委阳：今之定位为"腘横纹外侧端，股二头肌腱的内侧"。

央，承山腨下分肉间，外踝七寸上飞扬，跗阳[1]外踝上三寸，昆仑外跟陷中央，仆参亦在踝骨下，申脉踝下五分张，金门申脉下一寸，京骨外侧骨际量，束骨本节后陷中，通谷节前陷中计，至阴却在小趾侧，以上诸穴属膀胱。

---

[1] 跗阳：原为"附阳"，据今之经穴定位国家标准改。

足少阴肾经

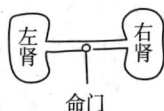

左肾　右肾
命门

图18　肾脏之图

父母媾精，未有形象，先结河车，中间透起一茎，如莲蕊初生，乃脐带也。蕊中一点，实生身立命之原，即命门也。自此天一生水，先结两肾。夫命处于中，两肾左右开合，正如门中枢阖。故曰：命门，盖一阳处于二阴之间，所以成乎坎也。

《甲乙经》曰：肾者，引也，能引气通于骨髓。《厄言》曰：肾者，神也，妙万物而为言也。肾有两枚，形如豇豆，重一斤一两，附脊十四椎，当胃下两傍，前后与脐平直。

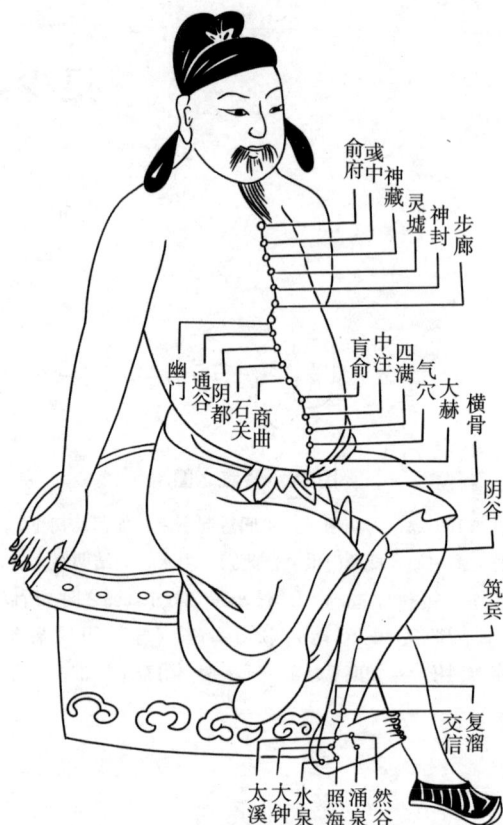

图 19　足少阴肾经经穴图

足少阴肾经左右共五十四穴。

足少阴经肾

《素问·灵兰秘典论》云："肾者，作强之官，技巧出焉"，蛰藏之本，精之居也。五脏皆有精，而肾乃其聚处，所以谓肾者，精之舍也，以膀胱为腑。其母肺金，其子肝木。其克心火，其贼脾土。其华在发，其充在骨。其位北，其藏志，其旺冬，其色黑，其脉沉而滑，其音羽，其数六，其臭腐，其恶燥，其声呻。在七情为恐，在六气为寒，在五味为咸，在干为癸，在支司子，在八卦为坎，在五行属水。其外候耳。其形如豇豆，色紫黑，有二枚，并入脊膂，附着于脊之第十四椎，两旁各一寸五分，外有黄脂包裹，内里淡白，两肾相通，有横管一条，中间一穴，乃命门也，前与脐平。其经多气而少血，酉时气血注此。

其经之脉，受足太阳膀胱经之交，起于足小趾之下，斜趋足心之涌泉穴。由涌泉转出足内踝前，起大骨下然谷之下，循内踝之后太溪，别入跟中之大钟、照海、水泉；循内踝，行厥阴、太阴两经之后，历本经复溜、交信穴，过足太阴脾经之三阴交，上腨内，循筑宾，出腘内廉，抵阴谷；由阴谷上股内后廉，贯脊会督脉之长强，环出于前，循本经横骨、大赫、气穴、四满、中注、肓俞，当肓俞之所，脐之左右，属肾下脐，过任脉之关元、中极而络膀胱。

其直者，从肓俞属肾之所卜行，循商曲、石关、阴都、腹①通谷等穴，贯肝，上循幽门，上膈历步廊，入

---

① 腹：原无，据经穴定位国家标准补。

肺①；循本经神封、灵墟、神藏、彧中、俞府而上循喉咙，并足阳明胃经之人迎，夹舌本而终。

其支者，自神藏别出绕心注胸，会任之膻中，以交于手厥阴心包络之经，自天池、天泉而下行也。

其为病也：面黑如炭，咳唾多血，口热舌干，咽肿，上气，咽干及痛，烦心，足下热而痛。

释义

此言肾经脉气之行，乃第八经也。趋，向也。跟，足跟也。三阴交，脾经穴名。长强，督脉穴名。关元、中极，任脉穴名。人迎，胃经穴名。膻中，任脉穴名。厥阴、太阳之后，照厥阴、太阴二经之图穴循行之路，对看则明。

肾经诸穴歌

少阴肾，穴廿七，涌泉然谷太溪位，大钟照海通水泉，复溜交信筑宾连。阳谷横骨与大赫，气穴四满中注垣，肓俞商曲石关位，阴都通谷幽门缠，步廊神封灵墟位，神藏彧中俞府安。

---

① 肺：原为"肺"，据《灵枢·经脉》改。

又分寸歌

足掌心中是涌泉，然谷踝下一寸前（内踝前一寸），太溪踝后跟骨上，大钟跟后踵中边（足跟后踵中，大骨上两筋门也）。水泉溪下一寸觅，照海踝下四寸真，复溜踝上前二寸，交信踝上二寸联，二穴止隔筋前后，太阴之后少阴前（前旁骨是复溜，后旁骨是交信，二穴止隔一条筋）。筑宾内踝上腨分，阴谷膝下曲膝间，横骨大赫并气穴，四满中注亦相连，各开中行止寸半，上下相去一寸便。上隔肓俞亦一寸，肓俞脐旁半寸边，肓俞商曲石关来，阴都通谷幽门开，各开中行五分侠，六穴上下一寸裁。步廊神封灵墟存，神藏或中俞府尊，各开中行计二寸，上下寸六六穴同，俞府璇玑旁二寸，取之得法有成功。

马玄台曰：阴都，中脘旁五分。腹通谷，上脘旁五分。幽门，巨阙旁各五分。又按：下自横骨、大赫、气穴、四满、中注，上下各去一寸，所谓横骨在肓俞下五寸，有以也。但自横骨至中注各开中行一寸半，肓俞、商曲、石关、阴都、腹通谷、幽门，各开中行五分，自步廊、神封、灵墟、神藏、或中、俞府，去中行各二寸，其屈曲有如此。《徐氏针灸书》皆以二行言，误矣（巨阙，任脉穴名）。

手厥阴心包经

包络有包络，其心也，即膻中也，为心之所从来。

心包络独无图者，以其在心下，横膜之上，竖膜之下，与竖膜相粘而黄脂裹者，心也。其脂膜之外有细筋膜如丝，与心肺相连者，心包络也。观其命名即可思义。乃叔和配诸尺中，因其为臣使之官，应心主而为相火耳。

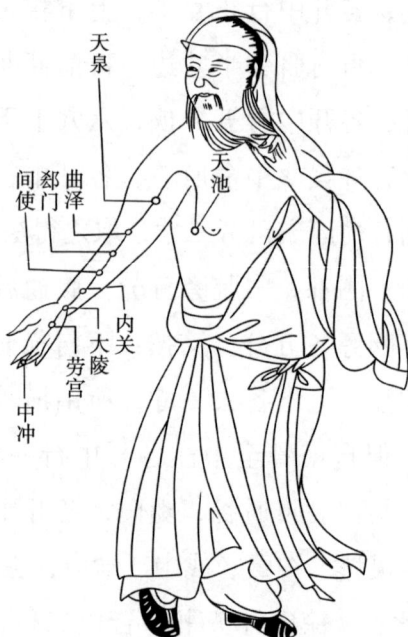

图20 手厥阴心包经经穴图

手厥阴心包经左右共一十八穴。

手厥阴心包络

一名心主，即膻中也。《素问·灵兰秘典论》云："膻中者，臣使之官，喜乐出焉。"或问手厥阴一经，曰心主，曰心包络，又曰膻中者，何也？盖心，君火也；包络，相火也。君火以名，相火以位，相火代君火行事。以用而言，故曰心主；以经而言，则曰心包络。又曰膻中者，《素问·灵兰秘典论》云："膻中者，臣使之官，喜乐出焉。"盖喜笑心火所司，喜乐之意，正与心应也。独称臣使者，君主之亲臣也。由是推之，则包络即膻中也，膻中即心主也，总一经而各异其名耳。其形质在心下横膜之上，竖膜之下，与横膜相连，而黄脂裹者，心也；其脂膜之外，细筋膜如丝，与心肺相连者，心包络也。然包络非止于心联络而包之已也，其实一脂膜，罗膈相联，与脾之大络，腹内之脂膜，遍彻腔中，统系于脊，脏腑藉此以相联。脏腑之气血，即藉此以相通。既系于脊，则脏腑与躯壳相联必藉此；脏腑之气血，与躯壳相灌，亦必藉此，则包络实脏腑之总司也。有名有形，所谓无形者非也。其经多血而少气，与三焦为表里，戌时气血注此。

其经之脉，起于胸中，出属心下之包络，受足少阴肾经之交也。由是下膈，络于三焦之上脘、中脘。

其支者，自属心包，上循胸，出胁，下腋三寸天池穴，上行抵腋下，下①循臑内之天泉，以界乎手太阴、手少阴两经之中间，入肘中之曲泽穴。又由肘中下臂，行臂两筋之间，循郄门、间使、内关、大陵，入掌中劳宫，循中指出其端之中冲。

其支别者，从掌中，循无名指，出其端，而交于手少阳三焦经，自关冲、液门而上行也。

其为病也：手心热，臂肘挛急，腋肿，甚则胸腋支②满，面赤，烦心。

释义

此言心包络经脉气之行，乃第九经也。胁上际为腋。上脘、中脘，任脉穴名。关冲、液门，三焦穴名。

心包络经诸穴歌

手厥阴心包之络，计有九穴之奇，自天池天泉而始，逐曲泽郄门而驰，间使通乎内关，大陵近于劳宫，既有掌握乃抵中冲。

---

① 下：原作"二"，据文义改。
② 支：原为"肢"，据文义改。

又分寸歌

心络起自天池间，乳后一寸腋下三（腋下三寸，乳后一寸），天泉曲腋下三寸，曲泽屈肘陷中央，郄门去腕方五寸（掌后去腕五寸），间使腕后三寸量，内关去腕止二寸，大陵掌后两筋间，劳宫屈中名指取（屈中指、无名指取之），中指之末中冲详。

手少阳三焦经

手少阳三焦经，水谷之道，路气之所，终始也。上焦在胃上口，其治在膻中；中焦在胃中脘，其治在脐旁；下焦当膀胱之上，治在脐下一寸。

三焦独无图者，上焦如雾，中焦如沥，下焦如渎，有象无质，即上中下三部、脏腑空处是也。

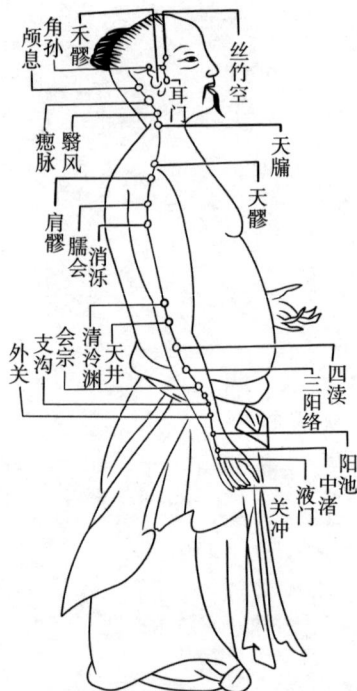

图21　手少阳三焦经经穴图

手少阳三焦经左右共四十六穴。

手少阳经三焦

《素问·灵兰秘典论》云："三焦者，决渎之官，水道出焉。"上焦在胃上口，其治在膻中；中焦在中脘，其治在脐旁；下焦在膀胱之上，其治在脐下一寸。上焦如雾，中焦如沤，下焦如渎。虽有上、中、下，其实彻上、彻下皆肾间真阳之气也。膈膜脂膏之内，五脏六[①]腑之隙，水谷流化之关，其气融会于其间，熏蒸膈膜，腐化水谷，发达皮肤分肉，营运四旁，实元气之别使也。为元气之别使者，以元气赖其导引，潜行默运于一身之中，所以谓活命之根也。曰上、中、下者，各随所属之部分，而脏腑脂膜之空处皆是也。是故虽无其形，倚内外之形而得名；虽无其实，合内外之实而为位者也。所谓借形以为形者也，是此经本有名有形，后世以为无状有名者，非也。其经多气而少血，与手厥阴为表里，亥时气血注此。

其经之脉，受手厥阴心包络经之交，起于小指次指之端关冲穴，上出次指之间，历液门、中渚，循手表腕之阳池，出臂外两骨之间；循外关、支沟、会宗、三阳、四渎，上贯肘，抵天井穴；从天井上行，循臂臑之外，

---

① 六：原为"五"，据文义改。

历清泠渊、消泺，行手太阳之里、手阳明之外，上肩，循臑会、肩髎、天髎，交出足少阳之后，过手太阳之秉风、足少阳之肩井，下入阳明之缺盆；复由足阳明之外而交会于膻中，散布络绕于心包络，下膈，当胃上口，以属上焦；于中脘，以属中焦；于下脘，以属下焦。

其支者，从任之膻中而出缺盆，上项夹耳后，过督之大椎，循天牖上抵耳后，经翳风、瘈脉、颅息，直上出耳上角之角孙，过足少阳之悬厘、颔厌、阳白，及太阳睛明之分，屈曲下颊至顺，会手太阳颧髎。

其又支者，自翳风入耳之分中，过手太阳之听宫，历耳门行禾髎，却出至目锐眦，会足少阳之瞳子髎，循丝竹空，而交于足少阳之胆经，自瞳子髎、听会而下行也。

其为病也：耳聋，浑浑焞焞，咽痛喉痹，目锐眦角痛，耳后、肩臑、肘臂外皆痛，小指次指不为用。

释义

此言三焦经脉之行，乃第十经也。臂骨尽处为腕，臑尽处为肘，膊下对腋处为臑，目下为顺。秉风，手太阳小肠穴名。肩井，足少阳胆经穴名。缺盆，足阳明胃经穴名。膻中，任脉穴名。臂臑，手阳明大肠经穴名。中脘、下脘，任脉穴名。大椎，督脉穴名。悬厘、颔厌、阳白，足少阳胆经穴名。晴明，足太阳穴名。颧髎、听宫，手太阳小肠穴名。瞳子髎、听会，足少阳穴名。

三焦经诸穴歌

手少阳穴二十三，关冲液门中渚旁，阳池外关支沟位，会宗三阳四渎行，天井清冷消泺位，臑会肩髎天髎当，天牖翳风瘈脉接，颅息角孙耳门场，禾髎丝竹空穴毕，此经穴法细推详。

又分寸歌

无名之外端关冲，液门小次指陷中，中渚本节①去一寸，阳池腕上之陷中。外关腕后方二寸，腕后三寸开支沟（臂外三寸两骨间），腕后三寸内会宗，空中有穴细心求。腕后四寸三阳络，四渎肘前五寸著，天井肘外大骨后，骨罅中间一寸摸。肘后二寸清冷渊，消泺臑节腋臂下看，臑会肩前三寸中（肩前廉，去肩头三寸宛宛中），肩髎臑上陷中央。天牖天容之后存（天牖，颈大筋外，缺盆上，天容后，天柱前，完骨下，发际上），翳风耳后尖角陷（耳后尖角陷中，拔之引耳中），瘈脉耳后青脉现，颅息亦在青络

---

① 本节：原为"腋下"，据中渚定位改。

脉。角孙耳廓中间上，耳门耳前起肉中（耳前起肉，当耳缺陷中），禾髎耳前动脉张，欲觅丝竹空何在，眉后陷中仔细量。

足少阳胆经

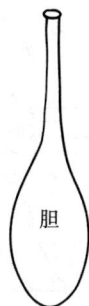

图22　胆腑之图

胆在肝之短叶间，重三两三铢，藏精汁三合，状如瓶。

中梓曰："胆者，担也。中正之官，决断出焉，言有担当也。"

《厄言》曰："胆者，澹也。清净之府，无所受输，淡淡者然也。"

客主人 曲鬓 悬厘 悬颅 颔厌 阳白 本神 临泣 目窗 正营 承灵 脑空

瞳子髎 听会 率谷 肩井 渊腋 风池 完骨 窍阴 浮白 天冲

居髎 维道 五枢 带脉 辄筋 日月 京门

光明 外丘 阳交 环跳

阳辅 悬钟 丘墟 阳陵泉 阳关 中渎 临泣 地五会 侠溪 窍阴

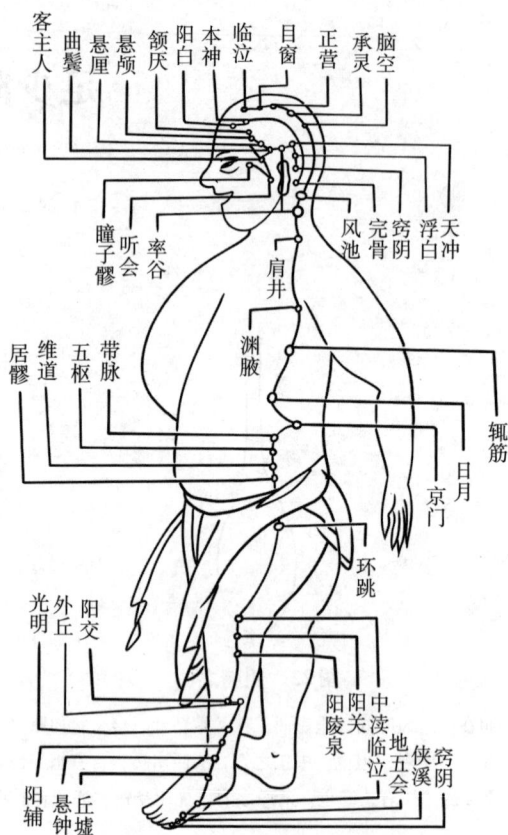

图 23　足少阳胆经经穴图

足少阳胆经左右共八十六穴。

足少阳经胆

《素问·灵兰秘典论》云："胆者，中正之官，决断出焉。"又曰：胆者澹也，清净之府，无所受，无所输，淡淡然也。其体重三两三铢，包精汁三合，居肝之短叶间，与肝形质相合，在干为甲，在支司寅，在八卦为震，与肝为表里。其经多气而少血，子时气血注此。

其经之脉，受手少阳之交，起于目外眦之瞳子髎，由听会、客主人（上关），上抵头角，历颔厌，下悬颅、悬厘，外循耳，上发际，至曲鬓、率谷；由率谷外折，下耳后，循天冲、浮白、头窍阴、完骨；又自完骨外折，上会于少阳三焦之角孙，循本神，会足太阳膀胱之曲差下行，循本经之阳白，复会膀胱之睛明上行，循本经之（头）临泣、目窗、正营、承灵、脑空、风池；由风池循颈，会于手少阳三焦之天髎，下至肩上，以循本经之肩井，左右相交，出手少阳之后，会督之大椎、膀胱之大杼、小肠之秉风（盖秉风乃手太阳、阳明、少阳及足少阳四经之所会也），前入足阳明之缺盆，下腋循胸，贯膈，络肝，属胆①，历渊腋、辄②筋、日月，会带脉之季胁，循本经京门、带脉、五枢、维道、居髎，上髀中，横过折下，循环跳而下，历髀外，行太阳、阳明之间，循中渎、膝阳关③，出膝外廉，抵阳陵泉，由阳陵泉下行外辅骨，历阳交、外丘、光明，直下抵绝骨之端，循阳辅、绝

---

① 贯膈，络肝，属胆：原无，据《灵枢·经脉》补。
② 辄：原作"辍"，据文义改。
③ 膝阳关：原为"阳关"，据经穴定位国家标准改。

骨①而下，出外踝之前，至丘墟，循足②面之足③临位、地五会、侠溪，上入小趾次趾之间足窍阴穴而终。

其支别者，自足跗面头临泣穴别行，入大趾，循大趾本节后歧骨内，出大趾端，贯爪甲后之三毛，入爪甲而交于足厥阴之肝经，由大敦、行间、太冲而上行也。

按：此经颈部有三曲折，图难尽其形状，故为之详说，以便观览。自瞳子髎至风池，凡二十穴，作三折④，向外而行，始于瞳子髎至完骨为一折；自完骨外折，上至阳明会睛明为一折；自睛明上行，循头临泣⑤、风池为一折。缘其穴曲折，不可旁注，乃作一至二十次第以赅之：一瞳子髎、二听会、三客主人、四颔厌、五悬颅、六悬厘、七曲鬓、八率谷、九天冲、十浮白、十一头窍阴、十二完骨、十三本神、十四阳白、十五头临泣、十七正营、十八承灵、十九脑空、二十风池。

其为病也：口苦，善太息，心胁痛不能转侧，甚则面微尘，体无膏，足外反热，头角颔痛，目锐角痛，缺盆肿痛，马刀夹瘿，小趾次趾不为用。

---

① 绝骨：原为"悬钟"，据经穴定位国家标准改。
② 足：原作"作"，据文义改。
③ 足：原无，据经穴定位国家标准加。
④ 三折：指出本经脉循行有三条线路，瞿良特地指出来，富有新意。
⑤ 头临泣：原为"承泣"，据胆经循行及所过腧穴改。

释义

此言胆经脉气之行，乃第十一经也。腋下为胁，胁又名胠。曲骨之外为毛际，毛际两旁动脉为气冲。楗骨之下为髀厌，即髀枢也，胁骨之下为委胁（属肝穴，名章门），胻骨为辅骨，外踝以上为绝骨，足面为跗，足大趾本节后为岐骨，大指甲后为三毛。角孙、天牖，手少阳三焦穴名。曲差、睛明、大杼，膀胱穴名。秉风，小肠穴名。大椎，督脉穴名。缺盆，足阳明胃①经穴名。

胆经诸穴歌

足少阳胆四十三，瞳子髎与听会安，客主人同颔厌集，悬颅悬厘曲鬓行，率谷天冲浮白继，窍阴②完骨本神当，阳白临泣目窗住，正营承灵脑空行，风池肩井兼渊腋，辄筋日月京门关，带脉五枢维道续，居髎环跳接中渎，阳关阳陵复阳交，外丘光明阳辅交，绝骨丘墟足临泣，地五侠溪窍阴③毕。

---

① 胃：原为"大肠"，据胃经腧穴名称改，即缺盆为胃经的穴位。
② 窍阴：此处为头窍阴。
③ 窍阴：此处为足窍阴。

又分寸歌

足少阳兮四十三，头上廿穴分三折，起自瞳子至风池，积数陈之依次第。瞳子髎近眦五分，耳前陷中寻听会（耳微前陷中，上关下一寸），客主人名上关同，耳前起骨开口空。颔厌悬颅之二穴，脑空上廉曲角下（脑空即颞颥。颔厌、悬颅二穴，在曲角之下、脑空之上），悬厘之穴异于兹，脑空下廉曲角上。曲鬓耳上发际隅（耳上发际曲隅陷中），率谷耳上寸半安（此穴在耳上些），天冲耳后入发二（耳后入发际二寸），浮白入发一寸间（亦耳后些）。窍阴即是枕骨穴，完骨之上有空连（在完骨上、枕骨下，动摇有空），完骨耳后入发际，量得四分须用记。本神神庭旁三寸，入发一寸耳上系，阳白眉上方一寸，发上五分临泣用（目上，直入发际五分陷中），发上一寸当阳穴，发上半寸目窗贡，正营发上二寸半，承灵发上四寸拥，脑空发上五寸半，风池耳后发陷中（耳后颞颥后，脑空下发际陷中）。肩井肩上陷中求，大骨之前一寸半（肩上陷中，缺盆上、大骨前一寸半，以三指按取，当中指陷中），渊腋腋下方三寸，辄筋期下五分判。期门却是肝经穴，相去巨阙四寸半，日月期门下五分，京门监骨下腰绊（监骨，下腰中季胁，本夹脊，肾之募）。带脉章门下寸八，五枢章下四八贯（五枢去带脉三寸，季胁下四寸八分），维道章下五寸三，居髎章下八寸三。章门缘是肝经穴，下脘之旁九寸含，环跳髀枢宛宛中（髀枢中，侧卧，屈上足、伸下足，以右手摸穴，左摇撼取之），屈上伸下取穴同。风市垂手中指尽，膝上五寸中渎论（髀外膝上五寸肉间陷中），阳关阳陵上三寸，阳陵膝下一寸从。阳交外踝上七寸，踝上六寸外丘用，踝上五寸光明穴，踝上四寸阳辅分，踝上三寸绝骨在，丘墟踝前之陷中，此去侠溪四寸五，却是胆经原穴功。临泣侠溪后寸半，地五会去溪一寸，侠溪在趾歧骨间，窍阴四五二趾端。

足厥阴肝经

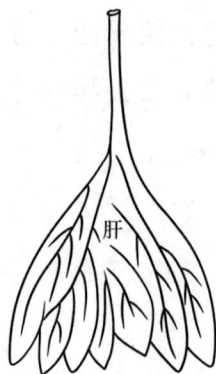

图 24　肝脏之图

肝重四斤四两，左三叶，右三叶，附脊第九椎。

《厄言》曰："肝者，干也，属木，象木枝干也。"

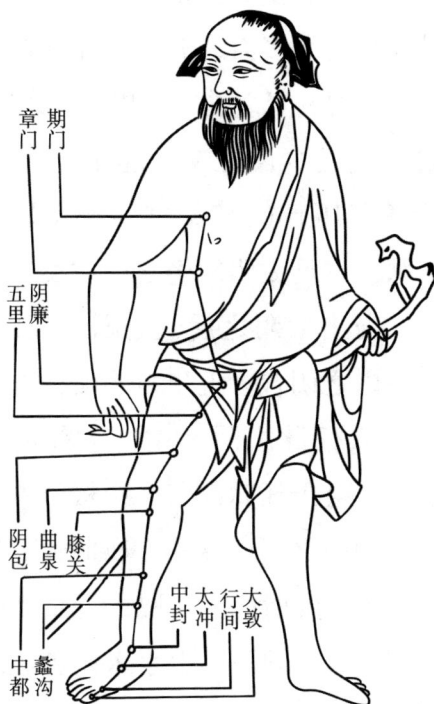

图 25　足厥阴肝经经穴图

足厥阴肝经左右共二十六穴。

足厥阴经肝

《素问·灵兰秘典论》云：肝者，将军之官，谋虑出焉。"主纳血，为血海，魂之居也。其华在爪，其充在筋。其位东，其时春，其色青，其脉弦而长，其臭臊，其声呼。在七情为怒，在六气为风，在五味为酸、在干为乙，在支司卯，在八卦为巽，在五行属木。其母肾水，其子心火。其克脾土，其贼肺金。其外候阴器，与胆为表里。其经少气而多血，丑时气血注此。其形左三右四共七叶，居左胁右肾之前，并胃着脊之第九椎。

其经之脉，受足少阳之交，起于足大趾聚毛之大敦，循足跗上廉，历行间、太冲，抵内踝前一寸之中封；自中封上踝，过足太阴脾经之三阴交，历蠡沟、中都，复上一寸，交出太阴之后，上腘内廉，以至膝关、曲泉，上行循股内之阴包、五里、阴廉，遂当足太阴冲门、府舍之分，入任脉之阴毛中，左右相交，环绕阴器，抵小腹而上，会于任脉曲骨、中极、关元之穴，循本经之章门，至期门之所，夹胃，属肝，下足少阳胆经日月之分，络于胆。由期门上贯膈，行足太阴脾经食窦之外、大包之里，散布胁下。上手太阴肺经之云门、足少阳渊腋之间，足阳明胃人迎之外，循喉咙之后，上入颃颡，再行足阳明胃经地仓、人迎、四白之外，连目系，上出额，行胆经头临泣之里，与督脉会于巅顶之百会。

其支者，从目系，下行任脉之外、本经之中，下颊里，交环于唇口之内。

其又支者，从期门属肝处，别贯膈，行足太阴脾经食窦之外、本经之里，上注肺，下行至中焦，夹任之中脘之分，以交于手太阴之经，由中府、云门、天府而下行也。

其为病也：腰胁痛，不可以俛仰，丈夫癞疝。妇人阴户小腹之症，胸满呕逆，洞泄，狐疝，遗尿，癃闭，转筋，阴缩，筋挛。

释义

此言肝经脉气之行，乃第十二经也。三毛后横纹为聚毛，髀内为股，脐下为小腹，目内深处为系。颃颡，咽颡也。三阴、冲门、府舍、食窦、大包，足太阴脾经穴名。曲骨、中极、关元，任脉穴名。日月、渊腋，足少阳胆经穴名。云门，肺经穴名。地仓、人迎、四白，足阳明胃经穴名。临泣，足少阳胆经穴名。百会，督脉穴名。中脘，任脉穴名。中府、云门、天府，手太阴肺经穴名。

肝经诸穴歌

足厥阴一十四穴终，起大敦于行间，循太冲于中封，蠡沟中封之会，膝关曲泉之宫，袭阴包于五里，阴廉乃发，寻羊矢于章门，期门可攻。

又分寸歌

足大趾端名大敦（内侧为隐白，外侧为大敦），行间大趾缝中存，太冲本节后二寸，踝前一寸号中封（足内踝骨前一寸，筋里宛宛中）。蠡沟踝上五寸是（内踝骨前上五寸），中都踝上七寸中（内踝上七寸前骨中），膝关犊鼻下二寸，曲泉曲膝尽横纹。阴包膝上方四寸（股内廉两筋间，踡足取之，看膝内侧必有槽中），气冲三寸下五里（气下三寸，阴股中动脉应手），阴廉冲下有二寸，羊矢冲下一寸许。气冲却是胃经穴，鼠鼷之上一寸主，鼠鼷横骨端尽处，相去中行四寸止。章门下脘旁九寸，肘尖尽处侧卧取，期门又在巨阙旁，四寸五分无差矣（巨阙，任脉穴，脐上六寸五分①）。

---

① 六寸五分：今经穴定位国家标准为"六寸"。

督脉论

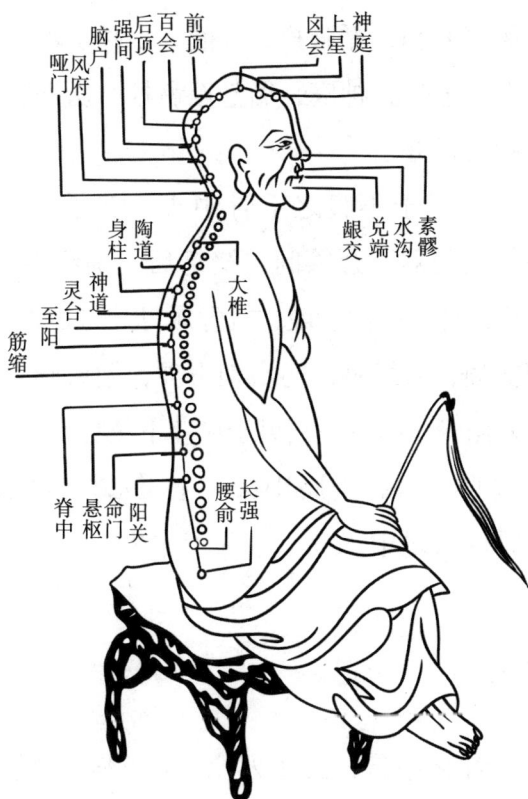

图 26　督脉经穴图

督脉二十七穴。

督者，都也，行背部之中行，为阳脉之都纲，乃奇经八脉之一也。

其见症也，脊强而腰厥。

其脉起于下极之所，循长强并脊里而上行，历腰俞、腰阳关①、命门、悬枢、脊中、中枢、筋缩、至阳、灵台、神道、身柱，过足太阳之风门，循陶道、大椎、哑门，至风府入脑，循脑户、强间、后顶上颠，至百会、前顶、囟会、上星、神庭，循额至鼻柱，历素髎、水沟、兑端，至龈交而终。

其支者，起于小腹之下骨中央，女子入系庭孔之端，其细络循阴器，合篡间，绕篡后，别绕臀，至少阴与太阳中路，合上股内后廉，贯脊属肾。与足太阳起目内眦，上额交颠，入络脑，还出别下项，循肩膊内，夹脊，抵腰中，入循膂，络肾，其男子循茎下至篡，与女子等。

其小腹直上者，贯脐中央，上贯心，入喉，上颐，环唇，上系两目之中。

督脉诸穴歌

督脉在背之中行，二十八②穴始长强，舞腰俞兮歌

---

① 腰阳关：原为"阳关"，据经穴定位国家标准改。
② 二十八穴：今经穴定位国家标准将"印堂"纳入督脉，共计29穴。

阳关，入命门兮悬枢间。脊中中枢筋缩①，乃造至阳灵台，上神道身柱陶道，以大椎而驻，哑门风府兮，脑户强间；后顶百会兮，前顶在前。囟会近上星之照，神庭见素髎之妙。水沟至兑端而无差，龈交居唇内而病疗。

又分寸歌

督脉龈交唇内乡，兑端正在唇端央，水沟鼻下沟中索，素髎宜向鼻端详。头形北高面南下，先以前后发际量，分为一尺有二寸，发上五分神庭当。发上一寸上星位，发上二寸囟会良，发上前顶三寸半，发上百会五寸央（在顶中央旋毛中）。会后寸半即后顶，会后三寸强间明，会后脑户四寸半，后发入寸风府行（顶后发入一寸，大筋内宛宛中），发上五分哑门在（发后际上五分，项中央宛宛中，仰头取之，入系舌本），神庭至此十穴真。自此项骨下脊骶，分为二十有四椎，大椎上有项骨在，约有三椎莫算之，尾有长强亦不算，中间廿一可排推。大椎大骨为第一，二椎节内陶道知，第三椎间身柱在，第五神道不须疑，第六灵台至阳七，第九身内筋缩思，第十中枢十一脊中之穴在，十二悬枢之穴奇，十四命门肾俞并，十六阳关自可知，二十一椎即腰俞，脊尾骨端长强随。

---

① 缩：原为"束"，据经穴定位国家标准改。

任脉论

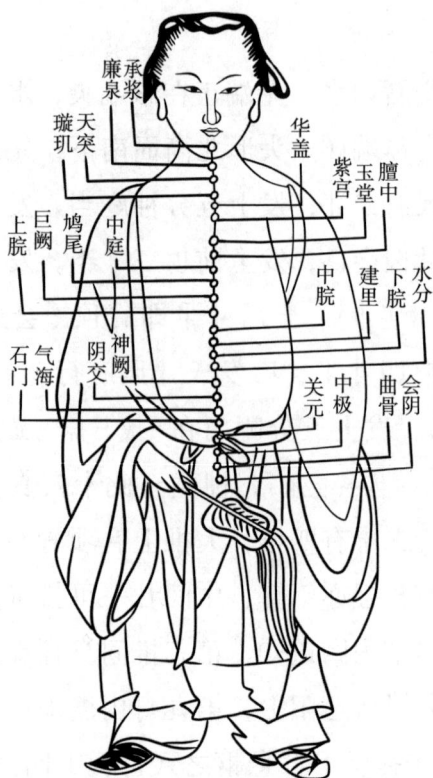

图 27　任脉经穴图

任脉二十四穴。

任者，总也，乃肾之配，与督本一源而分为二歧也。督乃由会阳而行背，任则由会阴而行腹。人身任、督犹天地南北①也，可以分，可以合，分之见阴阳之不杂，合之见浑沦之无间。

其见症也，苦内结，男子为七疝，女子为瘕聚。

其脉起于中极下会阴之分，由是循曲骨，上毛际，至中极，行腹里，循关元、石门、气海、阴交、神阙、水分、下脘、建里、中脘、上脘、巨阙、鸠尾、中庭、膻中、玉堂、紫宫、华盖、璇玑、天突、廉泉、上颐，循承浆，至龈交分行，系两目之中央，会承泣而终。

其支者，起于包中，循脊里为经络之海。其浮而外者，循腹上行，会于咽喉，别络唇口。气血盛则肌肉热，血独盛则渗灌皮肤而生毫毛。妇人月事数下，不足于血，冲任二脉俱伤，不能荣其口唇，是以髭须不生。

任脉诸穴歌

任脉二十四穴，行腹与胸，会阴始分曲骨从，中极关元石门可通，气海阴交神阙水分。下脘建里分，中脘

---

① 人身任、督犹天地南北：关于此论述，滑寿《十四经发挥》为："任与督，一源而二歧，督则由会阴而行背，任则由会阴而行腹。夫人身之有任督，犹天地之有子午也。人身之任督，以腹背言；天地之子午以南北言，可以分，可以合者也。分之，于以见阴阳之不杂；合之，于以见浑沦之无间。一而二，二而一者也。"

上脘；巨阙鸠尾兮，中庭膻中。玉堂上紫宫华盖，璇玑上天突之尊，饮彼廉泉，承浆味融。

又分寸歌

任脉会阴两阴间，曲骨毛际陷中安，中极脐下四寸取，关元脐下三寸连。脐下二寸名石门，脐下寸半气海全，脐下一寸阴交穴，脐之中央即神阙。脐上一寸为水分，脐上二寸下脘列。脐上三寸名建里，脐上四寸中脘许，脐上五寸上脘在，巨阙脐上六寸五。鸠尾蔽骨下五分，中庭膻下六寸取，膻中却在两乳间，膻上寸六玉堂主，膻上紫宫三寸二，膻上华盖四八举（四寸八分）。膻上璇玑五寸入，玑上一寸天突起，天突喉下约四寸，廉泉颔下骨尖已，承浆颐前唇棱下，任脉中央行腹里。

手足经起止①

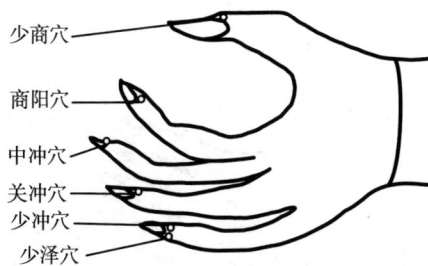

图 28　手经起止图

少泽穴　手太阳小肠之穴，在手指之端外侧，小肠脉起于此穴，止于听宫。

少冲穴　手少阴心经之穴，在手小指内廉，去爪甲如韭叶，心脉起于极泉，止于此穴。

关冲穴　手少阳三焦之穴，在手小指次指之外侧，即手第四指之端也，三焦脉起于此穴，止于丝竹空。

中冲穴　手厥阴心包之穴，在手中指之端，包络脉起于天池，止于此穴。

商阳穴　手阳明大肠之穴，在手大指次指之端，大

---

① 手足经起止：原无，据文中内容加。

肠脉起于此穴，止于迎香。

少商穴　手太阴肺经之穴，在手大指之端，内侧白肉宛宛中，肺脉起于中府，止于此穴。

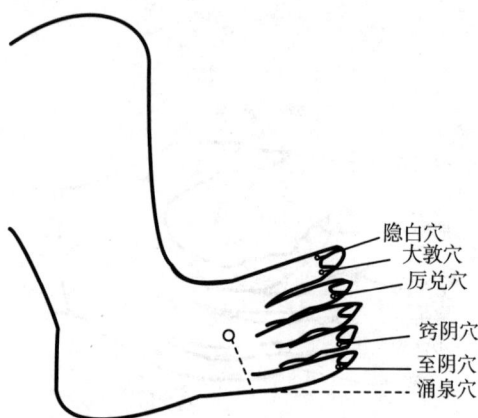

图 29　足经起止图

涌泉穴　足少阴肾经之穴，在足心，肾脉起于此穴，止于俞府。

至阴穴　足太阳膀胱之穴，在足小趾外侧之端，膀胱脉起于睛明，止于此穴。

足窍阴穴　足少阳胆经之穴，在足小趾次趾之端，胆脉起于瞳子髎，止于此穴。

厉兑穴　足阳明胃经之穴，在足大趾内次趾之端，胃脉起于承泣，止于此穴。

隐白穴　足太阴脾经之穴，在足大趾之端外侧也，脾脉起于此穴，止于大包。

大敦穴　足厥阴肝经之穴，在足大趾之端三毛之中，肝脉起于此穴，止于期门。

凡言手经者，手之三阴，从胸走手；手之三阳，从手走头；脉气之行，不至于足也。凡言足经者，足之三阴，从足走胸；足之三阳，从头走足；脉气之行，不至于手也（此手足阴阳之说，较之井、荥、输、经、合之说，简而明，书之以便后学观览）。

以上图论详注，明阴阳交接，阳不混于阴，阴不混于阳，以见阴阳之不杂。

经络问答[①]

以下借为问答，明阴阳交济，阳中有阴，阴中有阳，以见阴阳之不离。

或问：头为诸阳之首，阴气自脖项而回，如手三阴自胸走手，足三阴自足走胸，全不及于头面，然则头面之部，全无阴乎？

答曰：何得无阴？如眼者，肝之窍，肝乃足厥阴经也。鼻者，肺之窍，肺乃手太阴经也。耳者，肾之窍，肾乃足少阴经也。舌者，心之窍，心乃手少阴经也。口者，脾之窍，脾乃足太阴经也。何尝无阴？

或问：十二经有十二络，共任、督、脾络而为十五络。其经一一相传，宜皆谓之经。其经之外，又何者为络也？

答曰：人身脉气之行，直行大隧者为经，分支交经者为络。十二经之络，乃十二经之别也。盖别者，本经

---

① 经络问答：原无标题，依文中内容及"借为问答"之语加。

脉气行至交经之处，所交之经，则直行其经矣，而本经之脉，则散之诸经，以养诸经之脉，而别行之，所谓络也，如手太阴肺经，其脉气之行，起于中焦，自胸部中府穴，下行至手大指之少商穴而止，自此其脉气则散于诸经，以养诸经之脉。自列缺穴，交手阳明大肠经，而阳明经则又自手大指次指之端商阳穴，往上而直行其经矣。此言肺之一经，诸经仿此。盖人之一身，经有不到之处，络无不到之处矣。

或问：人身有阴阳，六脏属阴，六腑属阳。足三阴，自足走胸；手三阴，自胸走手；手三阳，自手走头，可易知也。足三阳，自头走足。足三阳，是胆、胃、膀胱三腑，俱在下部，又谓之足经。其经脉之行，宜自足而上，乃自头而下者，何也？

答曰：人身一天地也，罗膈以上属天，罗膈以下属地。所以云，呼出于心肺，天也，阳也；吸纳于肾肝，地也，阴也。头、面、耳、目、口、鼻、舌五脏之透窍，阴也。手三阳、足三阳俱在头，阳也，亦上阳下阴之意，此皆人身生定不易之阴阳也。至于经络之流行，自阴传阳，自阳传阴，又一身流动之阴阳也。人之一身，上则属阳，天也；下则属阴，地也。天地阴阳，人生之始，其部位各一分定。足三阳部位穴情既定于头，其脉气之流动，乌得不自高而下行也？大抵诸经脉气，经络未交，寂然不动；经络一交，脉气即行，是人身流动之阴阳，皆生定不易之阴阳相交接也。人身是一小天地。今再以天地之阴阳申言之，天属阳，地属阴，此天地已定之阴阳。至于地气上升而为云，天气下降而为雨，又天地交泰流动之阴阳也。昼则属阳，夜则属阴，亦天地已定之阴阳。至于昼而复夜，夜而复昼。日者，阳之精；月者，阴之精。每一月初旬，则日前行而月后，先阳而后阴也；十五之后，则月前行而日后，先阴而后阳也，阴阳交济亦流动之阴阳也。由此推之，人身之阴阳，可洞悉矣。

或问：真阳之气，蓄于命门。阳气鼓动，煦育无形之气，生有形之质，先天之元气在于此；其气熏蒸脏腑，腐化水谷，后天之气血生于此，命门之所由称也。而十二经之中，不载命门，何也？

答曰：命门之气，人之有生，胞胎凝结，即含此气。其气熏蒸煦育先天无形之真阳，生后天有形之脏腑。先生两肾，其次肾生脾，脾生肝，肝生肺，肺生心，以生其胜己者。肾属水，故五脏由是而为阴。其次心生小肠，小肠生大肠，大肠生胆，胆生胃，胃生膀胱，膀胱生三焦，以生其己胜者。小肠属火，故六腑由是而为阳。则命门实五脏六腑之根蒂，阴阳之橐籥，十二经之总司也。且其气与膈膜脂膏之内，五脏六腑之隙，水谷流化之关，融会于其间，熏蒸膈膜，腐化水谷，发达皮肤分肉，运行四旁。五脏非此，悉皆寒凝之质；六腑非此，难成腐化之功。是命门之气，统通脏腑，默行十二经络，岂一经之所能尽，十二经之所能遗者哉？何谓不载？

十二经总论①

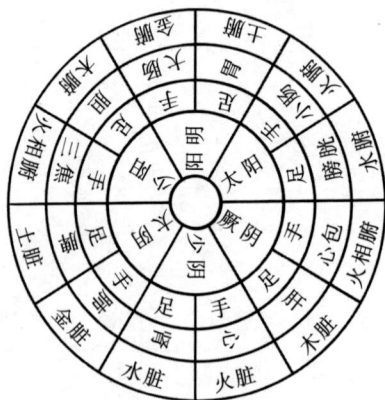

图30 十二经脏腑图

十二经歌

太阳小肠足膀胱，阳明大肠足胃当。

少阳三焦足胆配，太阴手肺足脾乡。

少阴心经足为肾，厥阴包络足肝方。

---

① 二十经总论：原无标题，依文中内容加。

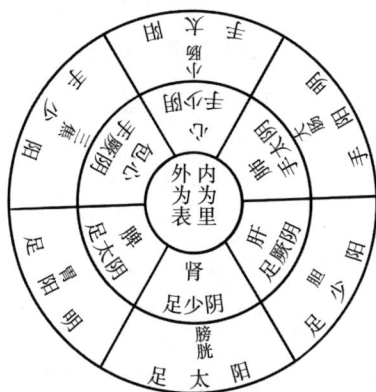

图31　十二经脏腑表里图

经有十二、络有十五

心、肝、脾、肺、肾为五脏，并心包络为六脏。大
小肠、胆、胃、膀胱，并三焦为六腑，合之而为十二经。
十二经各有其络，共阳跷、阴跷、脾之大络为十五络。
十五络之外，犹有支络。盖经者，径也，经脉之行，以
气血之流行周身，经常而不断者言也，如川流之不息
矣。络犹兜也，如人横线为络，以兜物也。络脉之行，
以气血之分布一身，无微而不周者言也，如川流之分派
而不泄矣。（有云：十二经，加督脉、任脉为十五络，非阴跷、
阳跷也，不知当看一别字。十二经共督、任二脉之别，为十五络。
别，即阴跷、阳跷，非有二也。）

　　五脏（脏者，藏也，藏精气而不泄，满而不实。如心、肺皆

有空窍，肝、肾、脾亦有小小筒系，条数不一之空窍，心包亦然）。

六腑（腑者，空也，传化物而不藏，实而不满。如肠胃皆空，饮食入胃，则胃实而肠空，下入于肠，则肠实而胃空，实则又下行矣，膀胱亦然）。

十二经所属歌

手经太阳属小肠，膀胱经属足太阳，肝足厥阴手包络，胃足阳明手大肠，胆属少阳足经寻，三焦手内少阳临，肾足少阴手是心，脾足太阴手肺金。

十二经纳甲歌此歌，诸腑配阳，诸脏配阴

甲胆乙肝丙小肠，丁心戊胃己脾乡，庚属大肠辛属肺，壬属膀胱癸肾藏，三焦阳腑须归丙，包络从阴丁火旁。

旧云：三焦亦向壬中寄，包络同归入癸方，虽三焦为决渎，犹可言壬，而包络附心主，安得云癸？且二脏表里皆相火也，今改正之。

十二经气血多少歌

多气多血唯阳明，少气太阳同厥阴，二少太阴常少

血，六经气血须分明。

十二经注释

少阳，阳之始，一阳初出地外，即嫩阳也，故谓之少阳。太阳，阳之盛，阳气升至极之分也，故谓之太阳。阳明，居太阳、少阳之中，两阳合明，曰阳明，阴阳等也。少阴，阴之始；太阴，阴之盛；厥阴者，两阴交尽曰厥。

荣卫清浊升降论

清气为荣。清者，体之上也，阳也，火也，离中之阴降，午后一阴生，即心之生血，故曰清气为荣。浊气为卫。浊者，体之下也，阴也，水也，坎中之阳升，子后一阳生，即肾阳举而使之，故曰浊气为卫。地之浊不能升，地之清能升为阳，举而使之上也。天之清不降，天之浊能降为阴，驱而使下也。经曰：地气上为云，天气下为雨，此之谓也。

入式诀

诸脏腑已各有图穴注于册论中矣。依此图穴，另再各画一张，统共置于面前，或脏或腑，将每经图论，一一随穴挨看。有上行者，有下行者，有从身后正行，身前正行，与偏行者，其墨线是脉行之路，墨圈是脉络之穴，细细辨明。或本经有遇他经穴名者，即以他经穴图与本经穴图并看。庶知本经穴图与他经穴图其经脉之行，或在一路，或相隔几寸几分之不同，随穴图将经络所行之路，一一认明，只记脉行起止二穴，是借穴以审经络，不必如专门针灸，每穴而记之也。

奇经八脉总论①

经云：脉有奇常者，何也？盖人之气血，常行于十二经常脉之中。若常脉满溢，则流入奇经。其八脉者，任脉任于前，督脉督于后，带脉束于中，冲脉为诸脉之海，阳维则维络诸阳，阴维则维络诸阴，阳跷本诸太阳之别，阴跷本诸少阴之别。譬诸圣人，设沟渠以备水道，而无滥溢之患。故总八脉为一篇，以备参考云。

冲脉论 冲者，要也，言其为阴脉之海，通受诸经之气血也

冲脉者，与任脉皆起于胞②中，上循脊里，为经络之海。其浮于外者，循腹，上会于咽喉，络唇口。其支者，起于足阳明之气冲，并足少阴之经，夹脐左右各五分，上行至胸中而散。其为病也，令人逆气里急。

---

① 奇经八脉总论：原在全书最后，据奇经八脉内容前移至此。
② 胞：原作"胸"，据《灵枢·五音五味》改。

带脉论 言其总束诸脉如带也

带脉起于季胁，环身一周如带，与足少阳会于维道。其为病也，腰腹从容，如囊水之状，若妇女则赤白带证，盖由湿热于此渗流而下，故名带下。

阳跷脉论 跷者，言其为健足行步之关要也

阳跷起于跟中，循外踝上行，入风池，其脉长八尺。生于足太阳之申脉，与足少阴会于居髎，与手阳明会于肩髃、巨骨，与手足太阳会于阳维、会于小肠经之臑俞，与手足阳明会于胃经之地仓、巨髎，又与任脉会于胃之承泣。其为病也，令人阴缓而阳急，并宜刺之。

阴跷脉论

阴跷脉亦起于跟中，循内踝上行，至咽喉，交贯冲脉，亦长八尺。生于足少阴然谷之后，上内踝，循阴股入阴，至胸里，入缺盆，出胃经人迎之前，入鼻，属目内眦，合于太阳。女子以为之经，男子以为之络。其为病也，令人阳缓而阴急。此经之病，多取足少阳之交信

（内踝上二寸），盖以交信为郄云。

阳维脉论

阳维者维于阳，为诸阳之会，与阴维皆络于身。若阳不能维于阳，则溶溶不能自收持。其脉起于足太阳之金门，与手、足太阳及阳跷会于小肠之臑俞，与手之太阳会于三焦之天髎（在缺盆之上）、胆之肩井，又与足少阳会于阳白，上循胆之本神、临泣，正当脑空，下至风池，与督脉会于风府、哑门。其为病也，苦寒热。

阴维脉论

阴维者维于阴，为诸阴之会，与阳维皆络于身，若阴不能维于阴，则怅然失志。其经起于足少阳之筑宾，与足太阴会于脾之腹哀、大横，与太阴、厥阴会于脾之府舍、肝之期门，与任脉会于任之天突、廉泉。其为病也，苦心痛。